Stb

SUZAN H. WIEGEL, geboren 1940, ist Heilpraktikerin, Therapeutin und Autorin sowie erfahrene Lehrerin für Kahuna-Wissen. In Hawaii kam sie in Kontakt mit der Huna-Lehre und wurde von den Meistern – den Kahunas – autorisiert, ihr Wissen in Wort und Schrift weiterzugeben. Suzan H. Wiegel lebt in München.

»Niemals verletzen, immer helfen« lautet das Motto der Kahunas, den Ärzten und Priestern der Ureinwohner Hawaiis. Der Leser erfährt die uralten Geheimnisse ihres Heilwissens, deren Basis uneingeschränkte Liebe ist. Dieses Buch ist ein wertvoller Begleiter, der uns die Methoden der Energiearbeit, mentale Techniken und spirituelle Übungen zur Erlangung einer harmonischen und frohen Lebensweise nahe legen will. Nahezu unbekannte pflanzliche Essenzen und leicht durchführbare Übungen ermöglichen den Einsatz dieser sagenhaften Medizin auch bei akuten Krankheiten.

Suzan H. Wiegel
(mit Wulfing von Rohr)

Die Heilkraft der Kahuna-Medizin

Weisheiten und Naturheilmittel
aus dem Regenwald Hawaiis

Hinweis:

Dieses Buch dient der Information und Selbsterfahrung. Es soll jedoch medizinischen Rat nicht ersetzen! Im Zweifel oder bei Erkrankung ist es sinnvoll, den Rat einer qualifizierten Fachperson einzuholen.

Vormals erschienen bei Books on Demand GmnH, Norderstedt

ISBN 978-3-89767-572-8
1. Auflage

Umschlaggestaltung: Murat Karaçay
Satz: Werbeservice Thysshaus, Maike Lübbers, Sharmila Maas
Herstellung: Reyhani Druck und Verlag, Darmstadt

www.schirner.com

Inhalt

Dieses Buch widme ich in Dankbarkeit und Liebe meinen Kindern *Martina, Michael und Christian, sowie Gaby, Norbert, Lukas, Leoni und Tristan.*

Mahalo

Danke! Ich danke vielen Menschen, die dieses Buch ermöglicht haben.

Zuerst danke ich meinen Kahuna-Lehrern von ganzem Herzen, vor allem ALI'I. Sie haben mich die entscheidenden Schritte weitergeführt, durch die ich nicht nur eine »bessere« Heilerin wurde, sondern durch die ich mich vor allem zu einem bewussteren Menschen entwickelte.

Ihnen, den Leserinnen und Lesern, danke ich ebenso, ohne die das Buch ja auch nicht möglich wäre. Weil Menschen etwas suchen, gibt es andere, die als Kanal dienen und vielleicht helfen können, dass sie finden können.

Dank auch an alle Patienten, denen die Kahuna-Medizin Gesundheit bescherte und die mir davon berichteten. Ich danke Kurt Schindler für seinen uneigennützigen Beitrag bei der Neuauflage von ganzem Herzen!

Nicht zuletzt danke ich der großen einen Kraft, die uns alle verbindet und die die ursprüngliche Quelle von Leben und Harmonie, von Gesundheit und Liebe darstellt.

Noch ein Hinweis dazu, wie Sie dieses Buch nutzen können: Da es sich um eine umfassende theoretische und praktische Einführung in das bislang geheime Heilwissen der Kahunas von Hawaii handelt, enthält es eine Fülle neuer Begriffe und ungewohnter Konzepte, die ineinander greifen. In einem Buch lässt sich aber alles nur nacheinander und nicht gleichzeitig darstellen.

Also wird es immer wieder vorkommen, dass Sie in einem Kapitel oder Abschnitt auf etwas stoßen, das noch gar nicht erklärt wurde. Sie finden dann in Klammern einen Vermerk, an welcher Stelle im Buch Sie darüber mehr erfahren. Bitte vertrauen Sie dabei Ihrer eigenen inneren Führung, wann Sie einfach weiterlesen und wann Sie doch zunächst nachschlagen wollen, um Einzelheiten besser zu verstehen.

Dieses Buch entstand in erster Linie in dem Bemühen, kostbare Geschenke, die ich bekommen habe, so vielen Menschen wie nur möglich zugänglich zu machen, sie mit ihnen zu teilen. Das ist ja die eigentliche Bedeutung des Wortes »Mitteilung«: Man möchte etwas mit einem anderen teilen. Meine Kahuna-Heiler und -Lehrer von Hawaii haben im August 1995 ausdrücklich zugestimmt, dass ihr Wissen in der vorliegenden Form dargestellt und weitergegeben wird.

Teilen wir die Freude am Leben, das Vertrauen in die schöpferische Kraft, die alles erhält und durchlebt. Nutzen wir die großartige Chance des menschlichen Lebens bewusst – zum Wohle aller Seelen!

»Mahalo«, das heißt: »Möge die Energie des Lebens mit dir sein!«

Prolog

Was der »Unaussprechliche« sagte …

»Ich bin der Anfang von allem, was ist. Ich bin die Quelle allen Lebens. Durch mich hat alles Leben Gestalt angenommen. Die Menschen haben mir den Namen ›Liebe‹ oder ›Licht‹ gegeben. Aber dennoch wissen die Menschen nichts mehr über die wahre Bedeutung von Licht und Liebe. Ich bin die reinste aller Energien. Ich verurteile nicht und ich strafe nicht. Mein einziges Anliegen ist, mein Sein durch Liebe auszudrücken.

Alles was ich schuf, ist ein Weg, mich euch zu offenbaren in meiner reinen Existenz. Am Anfang war meine Schöpfung auf das engste mit mir verbunden. Sie war ewig, wie ich ewig bin. Ich floss als Energie frei durch jedes Atom.

Versteht bitte, dass ich mir meiner Schöpfungen immer völlig bewusst war. Ich gab meinen Geschöpfen individuelle Identität, und sie erlaubten, dass Licht und Liebe frei durch sie und ihren Körper hindurchströmten. So drückten sie die Liebe und die Einheit aus, die sie sind und die ich bin.

Ich habe niemals Krankheit geschaffen, ›Sünde‹ oder Tod. Menschen haben den Begriff der Sünde geschaffen, der zunächst bedeutete, dass sie sich schämten. Sie haben Ängste und falsche Gedanken erzeugt – und diese erst haben die Menschen von mir getrennt, vom freien Fluss der Liebe und des Lichts. So kam es, dass Menschen krank werden und sterben.

Danach hat der Mensch noch einen Weg gesucht, um sich selbst dafür zu bestrafen, dass er sich von mir getrennt hatte. Er begann, sich selbst zu beurteilen, sich zu verurteilen und sogar sich zu bestrafen, indem er sich selbst verletzte. Die einzige »Sünde«, die es gibt, ist, sich selbst zu verletzen. Wie unwissend ist der Mensch, zu Krankheit und Tod auch noch Verurteilung und Strafe hinzuzufügen!

Der Tod ist nicht meine Schöpfung. Wenn ihr der Energie und der Liebe, die in euch fließt, erlauben würdet, wieder so zu fließen, wie sie es am Anfang tat, dann wäret ihr wieder die Geschöpfe, die ewig sind, und ihr würdet Liebe und Licht neu erschaffen. Ihr würdet selbst wieder zu Schöpfern werden und ewig mit Gott sein und verbunden bleiben.

Wenn ihr das möchtet, so ist es wichtig, alle Befürchtungen, Ängste und Sorgen loszulassen, sodass sich euer Körper erholen kann und sich wieder mit meiner Energie verbindet, die ihr seit Anbeginn der Zeiten in euch tragt.

Fühlt und versteht, dass Krankheit und Tod von mir nicht gewollt waren; es ist nur eine »Vor-Stellung«, ein Gemütsmuster. Ich gab euch alle Freiheit, zu erschaffen, was immer ihr erschaffen wollt.

Da meine einzige Sehnsucht die Liebe ist, bitte ich euch, Liebe zu erlauben, Freiheit zu erlauben. Aber ich werde das, was ihr euch vorstellen wollt, was ihr glauben mögt, nicht von euch nehmen.

Wenn ihr das erkennt, könnt ihr euch entscheiden, all eure Nöte loszulassen mit der festen Zuversicht, dass euch das helfen und erneuern wird. Das ist kein »Befehl« von mir, weil ich keinen Wunsch spüre, zu kontrollieren. Es ist vielmehr der Ausdruck meiner Liebe, um euch zu helfen, das zu erreichen, was ihr wirklich wollt.

Dass ihr euch von mir entfernt habt, stellt keine Strafe von mir euch gegenüber dar: Es ist eure freie Wahl.

Nun wählt erneut – die Zeit ist reif –, mit wem ihr euch verbinden möchtet. Ich sage euch jetzt, meine geliebten Kinder, ich habe weder euch noch irgendetwas auf der Erde erschaffen, um es eines Tages wieder zu zerstören. Ihr mögt das glauben – aber das ist nicht die Wahrheit. Jesus kam, um diese Gedanken und Befürchtungen in euch zu zerstreuen, indem er euch zeigte, dass der Tod überwindbar ist. Er versuchte, euch einen anderen Glauben über die Gesetze des Lebens zu geben. Aber ihr konntet ihn nicht hören, weil das, was ihr glaubt, euch von eurem eigenen Herzen trennt: Jedoch nur im Herzen könnt ihr mich hören!

Ich habe nur ein Gesetz geschaffen: das universelle Gesetz von Ursache und Wirkung. Das bedeutet praktisch, wenn ihr Liebe lebt und die Liebesenergie frei fließen darf, werdet ihr stärker, größer und freudvoller – in Verbindung mit mir. Alles gelangt dann wieder in dieselbe Harmonie, in der es ursprünglich war. Ihr könnt diese Harmonie, die in euch verborgen ist, wieder erreichen und leben. Verbindet euch wieder mit mir – werdet und bleibt eins mit mir, wie es seit Anbeginn der Zeiten war. Es ist eure Wahl!«

Diese Worte gab mir ein erfahrener Kahuna-Schamane von der hawaiischen Insel Molokai mit auf den Weg als Prolog für dieses Buch. Er wies mich in die vielen Möglichkeiten ein, die Rückverbindung mit Ihm (dem »Unaussprechlichen«) aufzunehmen und zu erleben. Aus persönlicher Erfahrung darf ich Ihnen versichern: Nichts ist schöner, als das zu tun! Seither haben sich mein Leben und Fühlen grundlegend verändert – ich weiß jetzt in mir, was Glückseligkeit ist. Bei ihm durfte ich also sehr vieles lernen; er zieht es vor, unbekannt zu bleiben.

1

Erste Begegnungen mit den Abenteuer-schamanen auf Hawaii

E waikahi ka pono i manalo: *Es ist wichtig, uns im Gedanken an Frieden zu vereinen.*

»Du bist unsere Schwester«

Während meiner Ausbildung zur Psychotherapeutin begegnete ich Therapeuten aus aller Welt. Liebe amerikanische Freunde sprachen mich mehrfach an und meinten: »Du musst unbedingt die Kahunas von Hawaii kennen lernen.« Sie erzählten von Wunderheilungen, die angeblich dokumentiert worden seien; sie berichteten, dass die Schamanen über ein verborgenes magisches Heilwissen verfügten. Allerdings arbeiteten diese unerkannt, und wenn man sie gezielt suchte, ließen sie sich nicht finden.

Natürlich war ich neugierig geworden. Ich wunderte mich, warum die amerikanischen Kollegen fanden, dass sie gerade mir die Kahunas so »nahelegen« sollten. Gleichzeitig faszinierte mich das Paradox, dass es etwas Gutes geben sollte, das jedoch nicht überall in der Öffentlichkeit bekannt gemacht wurde.

Meine Freunde erklärten das so: Als weiße, »christliche« Missionare nach Hawaii kamen, um die Urbevölkerung mit mehr oder minder sanftem Zwang zu bekehren, entschieden sich die eingeborenen Heiler, ihr Wissen geheim zu halten und sich selbst zu verstecken. Auf diese Weise wollten und konnten sie das heilige Wissen der Kahunas über die Zeit retten und gingen jeder Auseinandersetzung mit den Weißen über ihre Rituale und Heilkunde aus dem Wege. Das oberste Prinzip dieser Schamanen lautet, niemanden zu verletzen. Sehr viele der Kahunas waren und sind hellsichtig. Sie erkannten, dass die Neuankömmlinge fast immer vom Ego her wirkten. So war es keine »Feigheit«, sich zu verste-cken, sondern weise Voraussicht. Wie sollten sie, die nicht vom Ego her lebten und arbeiteten, Toleranz für ihre Lebensweise oder gar bewusst geförderte Gemeinsamkeit von Menschen erwarten können, die fast völlig in ihren Gedanken- und Verhaltensmustern gefangen waren?

Es sollte noch über fünf Jahre dauern, bis das Leben mich nach Hawaii führte. Erst einmal durchlief ich die psychotherapeutische Ausbildung sowie die Ausbildung zur Heilpraktikerin. Ich lernte Techniken und Methoden, Therapien und Heilmittel kennen und anwenden. Nichts davon befriedigte mich jedoch wirklich.

Schon als Kind fühlte ich mich zu Pflanzen hingezogen. Mein Vater weihte mich früh in das Leben und die Schönheit von Pflanzen ein. Meine Mutter war naturheilkundlich interessiert, suchte bereits damals Heilpraktiker auf, bereitete selbst pflanzliche Tees zu. Im Hintergrund schwang in unserer ganzen Familie wie selbstverständlich ein inniger Bezug zu Gott mit – die Familie meiner Mutter wies seit vielen Generationen Pastoren auf. Es war dann nur folgerichtig, dass ich selbst eine Heilpraxis eröffnete.

Im Verlauf meiner heilerischen Tätigkeit spürte ich immer deutlicher, dass ich nach anderen, zusätzlichen, wirksameren Heilmitteln suchte, die direkt aus der Natur kommen sollten und die ich bei uns, trotz intensiven Suchens, nicht finden konnte.

1991 wollte ich mit einer Gruppe von Freunden zu einem Sommerurlaub nach Italien fahren. Jedem von ihnen kam irgend etwas dazwischen, das Telefon hörte nicht auf zu klingeln, einer nach dem anderen sagte ab. Es war wie »verhext«. Ich wusste nun nicht, was ich mit mir allein im Urlaub anfangen sollte. Als ich eines Abends eine Freundin nach Hause fuhr und ihr die Ohren über meinen »Urlaubsfrust« volljammerte, meldete sich in mir ganz laut und deutlich und unüber-hörbar eine Stimme, die sagte: »Fahr nach Hawaii und suche die Kahunas!« Eine ungeheure Freude durchflutete mich nach dieser Inspiration, und am nächsten Morgen hing ich am Telefon, um einen Flug zu buchen.

Mitte Juli ging es von München über Dallas nach Honolulu. Ich wusste ja bereits, dass sich die Kahuna-Heiler nicht so einfach suchen und aufspüren ließen. Es besteht nicht etwa eine offizielle Heilervereinigung oder gar ein »Schamanenverein«, bei dem man anrufen könnte. Es kam darauf an, dass ich mich innerlich ganz ernsthaft und aufrichtig öffnen, dass ich meine Motive überprüfen musste, warum ich die Kahunas suchte. Ging es um bloße Neugier oder um mehr? Damals stand mir klar der Wunsch vor Augen, Zugang zu rein pflanzlichen Heilmitteln zu gewinnen, die aus einer unberührten Natur stammten und deren Zubereitung von der Liebe zur gesamten Schöpfung getragen waren, um so ihre Heilkraft ungetrübt und rein wirken lassen zu können.

Zwei Tage blieb ich in Honolulu, auf der Insel Oahu, um mich auszuschlafen und zu akklimatisieren. Ich spürte bei kleineren Streifzügen durch diese Insel, dass ich hier meinem Anliegen nicht näherkommen würde.

Mit den Aloha-Airlines flog ich nach Maui, mietete ein Auto und fuhr sofort nach Lahaina, weil ich mich intuitiv dort hingezogen fühlte. Ich mietete ein wundervolles Hotelzimmer, um mich einige Tage zu verwöhnen, und überlegte, wie ich einem Kahuna begegnen könnte. Ich wusste mir keinen besseren Rat, als jeden Einheimischen, dem ich begegnete, danach zu fragen. Ich fragte Taxifahrer, Schuhputzer, Fischer, Tellerwäscher oder Passanten, die »unauffällig« aussahen. Ich hatte gehört, dass die Kahunas es vorzögen, »unsichtbar« zu bleiben und auf persönlichen Status überhaupt keinen Wert legten. Sie wollen nicht von Fremden erkannt werden, sondern allenfalls sich selbst zu erkennen geben, wenn sie in der Aura des anderen sehen, dass sie sich zeigen sollen. Die meisten Menschen, die ich fragte, sahen mich etwas erstaunt oder amüsiert an, lächelten oder zuckten mit den Achseln – aber eine Antwort erhielt ich nicht, noch nicht einmal die Auskunft, dass sie nichts darüber wüssten.

Ich war entmutigt, und mein Verstand sagte: »So, das hast du nun davon!« Meine innere Stimme aber meinte: »Such nur weiter!« Das tat ich auch, was wäre mir sonst auch übrig geblieben?

Eines Tages, als ich von einem Ausflug nach Hana auf der Regenseite der Insel zurückkam – in Hana ist die Zeit stehen geblieben, es ist ein Dorf wie aus dem vergangenen Jahrhundert, voller Frieden und unberührt von der Welt, man nennt es auch das »himmlische« Hana, und vermutlich hat mich diese Atmosphäre seelisch neu und anders »eingestimmt« –, gelangte ich in Lahaina zu einem Geschäft, das ich vorher dort noch nie bemerkt hatte. Wunderschön und ungewöhnlich bemalte T-Shirts und Kleider lockten meine Blicke. Im Laden war allerdings kein Mensch zu sehen, obwohl die Türen sperrangelweit aufstanden. Ich entschloss mich, mich umzusehen und auf die Verkäuferin oder den Verkäufer zu warten.

Nach einer halben Stunde kam der Besitzer. Ich hatte inzwischen einige Stücke zur Kasse gelegt und er fragte mich mit breitem Lachen: »Na, hast du meinen Laden noch nicht ausgeräumt?« Gleichsam gewohnheitsgemäß fragte ich auch ihn nach den Kahunas. Der Ladenbesitzer musterte mich eine Zeit lang, drehte sich um und präsentierte mir die Rückseite seines T-Shirts, auf dem dick und fett das Wort »Kahuna« prangte.

Ich fragte verdutzt: »Du?« Er antwortete: »Nicht ich, aber ich kenne einen. Ich kann ihn fragen, ob er dich empfängt. Du musst aber eine Stunde hier warten und meinen Shop hüten, denn ich gehe zu ihm und muss hören, ob er Zeit und Lust hat.« Ich nickte ihm mein Einverständnis zu und er ließ mich mit seinem Laden allein.

Wir fanden uns in einem schmalen Schlauch von Geschäft wieder, inmitten langer, hoher Regale, die mit Muscheln jeder Form und Verarbeitung voll gestopft waren, wie sie wohl nur Massentouristen lieben. Der Verkäufer in diesem Laden war sicherlich achtzig Jahre alt – angeblich sind die meisten derzeitigen Schamanen oder Heiler auf Hawaii fünfundsiebzig Jahre und älter. Er blieb sitzen, als wir hereinkamen und schaute uns nur aus dem Halbdunkel des gegen die heiße Sonne abgeschirmten, langgezogenen Raums schweigend, aber mit leuchtenden Augen an.

Ich blieb wie angewurzelt stehen, weil ich das Gefühl hatte, dass mich zum ersten Mal in meinem Leben ein anderer Mensch wirklich sah!

Ich fiel förmlich durch diese Augen wie durch Tore in eine unergründliche, liebevolle und heilende Energie hinein. Sie strahlten, obwohl sie dunkel waren. Ich wollte vor ihm nichts verbergen und hätte das vor diesen Augen ohnehin nicht tun können. Wie ich später von ihm hörte, entstand dieses bislang unbekannte und erhebende Gefühl, weil er (ohne Worte) zu mir sagte: »Oh, Gott sieht mich jetzt an.« Ich hörte ihn diese Worte zwar nicht sprechen, mein Empfinden war jedoch genauso. Auf diese Weise begrüßen die Kahunas alle Menschen, jederzeit und überall.

Er sah mich als Ganzes, er erkannte in mir die Seele, das Ewige, das Geistige – und sein Erkennen und seine Akzeptanz halfen mir, in mir selbst auch etwas von dieser bislang noch nicht ausgelebten, oft nur andeutungsweise erahnten Dimension meines Seins zu spüren.

Er – ich sage nur »er«, weil ich bis heute den Namen dieses Kahuna nicht kenne – stand schließlich auf, begrüßte uns und fragte mich, was ich wolle. Ich erklärte ihm, dass ich das Gefühl habe, für die Arbeit mit meinen Patienten noch nicht genug zu wissen, dass ich auf der Suche nach etwas sei, das ihnen zusätzlich zu den mir bekannten Therapien und Mitteln helfen könnte, und dass ich auch für meine eigene geistige Entwicklung noch nach etwas suche. Ich hoffe, er könne mir helfen, das alles zu finden.

Inzwischen war es Abend geworden. Der Kahuna fragte mich geduldig und stundenlang aus. Er wollte etwas über meine Kindheit und die Eltern wissen, über die Familie und meine Kinder, über die Arbeit als Psychotherapeutin und Heilpraktikerin, darüber, was ich dachte und fühlte. Meine Kinderzeit war ihm besonders wichtig: Was hatte ich am liebsten getan und gemocht, wie war ich als Kind? »Was ist dir wichtig?«, fragte er. Und: »Wofür lebst du?«

Er nahm alles, was ich ihm zu berichten hatte, vollständig neutral auf, ohne zu bewerten oder einzuordnen, ohne eine eigene Meinung dazu zu äußern, ohne mir das Gefühl zu geben, dieses sei »richtig« und jenes sei »falsch« gewesen. Er gab mir noch nicht einmal durch Nicken, Lächeln, Kopfschütteln oder eine andere Geste zu verstehen, dass er sich auf das, was ich ihm erzählte, irgendwie eingelassen hatte. Dadurch wurde ich stark verunsichert, ich verlor die »Kontrolle«, ohne dass etwa dieser alte Mann sie deshalb gehabt hätte. Ich geriet gleichsam ins »Schwimmen«, ich wusste nicht recht, wo ich selbst war.

Nach westlichen Verhaltensmustern und Erwartungen war ich

gekommen, um etwas von ihm zu erhalten – eine Information, ein Wissen, eine Pflanze, eine Medizin. Nun aber ließ er mich reden, hörte zu, ohne eine mir erkennbare Rückmeldung, und ich dachte, dass ich vielleicht irgendwie »auf den Arm genommen« würde, weil uns diese Art der Zuwendung fremd ist.

Am Schluss lud er mich ein, am nächsten Tag wieder zu ihm zu kommen, weil nun er mir etwas sagen wollte. Der wortkarge alte Heiler verabschiedete mich freundlich, und ich war überglücklich, ihm erneut begegnen zu können.

Von ihm durfte ich in den folgenden fünf Tagen die wesentlichen »geheiligten Techniken« (sacred techniques) der hawaiischen Kahuna-Schamanen lernen, mit denen blockierte Gedankenmuster, körperliche und seelische Schmerzen, belastende Prägungen aus der Vergangenheit, Ängste vor der Zukunft und ganz allgemein all jene negativen Einflüsse gelöst werden können, die letztlich zu Leiden und Krankheiten führen. Auf die Theorie hinter und zu diesen »Mentaltechniken« gehe ich bereits im nächsten und vor allem im dritten Kapitel ein, praktische Übungen dazu finden Sie ebenfalls im siebten Kapitel.

Natürlich war ich von dieser intensiven, fünftägigen persönlichen Ausbildung beglückt. Und doch schien mir noch etwas zu fehlen: Ich suchte immer noch nach einem pflanzlichen Heilmittel.

Bei der Verabschiedung im Laden druckste ich etwas herum, ob er nicht auch Pflanzen kennen würde, die heilen.

»Ja, ich kann dir eine Pflanze nennen, mit der wir seit Jahrhunderten heilen. Sie heißt Awa hiva.«

»Das ist ja wunderbar«, antwortete ich dankbar, »wo kann man sie denn kaufen?« Der alte Mann wollte sich fast ausschütten vor Lachen. Er lachte aus tiefstem Herzen, dass ihm die Freudentränen herunterkullerten.

»Liebes Kind, du kannst sie niemals und nirgendwo kaufen. Wenn die Götter es wollen, dann wirst du sie finden.«
Liebevoll und doch sehr bestimmt nahm er mich dann am Arm und führte mich aus dem Laden heraus. Er strich mir zum Abschied noch über den Kopf und sagte:

»Na ka makua o kalani e malama i' a oe.« – »Lass den himmlischen Vater sich um dich kümmern.«

Mit gemischten Gefühlen stand ich auf den in dieser Stunde recht menschenleeren Straßen Lahainas. Wie sollte ich »Awa hiva« finden? Was war das für eine Pflanze? Wie sollte ich mich bei den Göttern vernehmlich machen?

Während ich mich allein auf der Straße wiederfand, fühlte ich auf einmal große Dankbarkeit; ich spürte, irgendwie in der Nähe Gottes zu sein. Ich fühlte, wie in mir ein ganz tiefes Wissen wuchs, dass ich mich meiner inneren Führung mit meinem ganzen Wesen getrost anvertrauen durfte. Wenn ich diese hawaiische Heilpflanze finden sollte, würde ich sie sicher aufspüren, obschon ich noch nicht einmal wusste, wo ich zu suchen beginnen sollte.

Am nächsten Tag begegnete ich im Restaurant einer amerikanischen Touristin, die mir von den Schönheiten einer kleineren hawaiischen Insel vorschwärmte, nämlich von Molokai. Besonders hatte es ihr die Tatsache angetan, dort mehr Einheimische zu sehen als auf den anderen Inseln. Das ließ in mir etwas aufmerken. Ich fasste diese Begegnung als einen Wink des Schicksals auf, entschloss mich spontan, mit dem Schiff nach Molokai zu fahren, und ging gleich ins Hotel, um mein Zimmer zu zahlen.

Am frühen Morgen brach ich auf. Das Fährschiff hatte viele Menschen von Molokai nach Maui gebracht, die auf der größeren Insel arbeiteten. Auf der Rückfahrt befanden sich außer mir kaum noch andere Touristen und auch nur wenige Hawaiianer an Bord. Auf den ersten Blick erweckte die Insel Molokaik einen besonderen Eindruck. Der höchste Berg ragt rund 1500 Meter in die Höhe, die Insel zerfällt in einen trockenen, fast wie ausgedörrt wirkenden Teil und in einen feuchteren, dort wo sich die Regenwolken entladen.

Molokai wird auch die »freundliche Insel» genannt, was sich auf die natürliche, liebevolle Mentalität der Inselbewohner bezieht. Zeitweise hieß sie auch die »einsame Insel«, weil am Anfang dieses Jahrhunderts die Bevölkerungszahl von etwa zehntausend auf nur tausend Menschen zurückgegangen war.

Seit man sich erinnern kann, wohnten und wirkten auf dieser Insel die Kahuna-Heiler und -Priester, deren geheimnisvolle Kräfte nicht nur geschätzt und bewundert, sondern oft genug auch gefürchtet waren. Die heute dort lebenden Menschen bemühen sich, die Stille – das Geheimnis der Kahunas – zu bewahren. Kein Haus ist höher als eine Palme, auch die Hotels nicht. Außer ganz wenigen Geschäften bestehen keine Angebote zur Zerstreuung. Molokai ist auch heute noch ursprünglich: unberührte Natur und liebevolle Menschen.

Heute scheinen sich die Einheimischen (zu Recht!) eher vor den Touristenströmen zu fürchten und unterlassen nahezu alles, was den Aufenthalt auf Molokai besonders komfortabel gestalten würde. 1991 standen dort zum Beispiel nur zwei Hotels und ein einziges Taxiunternehmen zur Verfügung; »Shopping« findet ebenso wenig statt wie »Nachtleben«, Restaurants bieten nur die beiden Hotels.

In einem der beiden Hotels, einer weiträumigen Anlage mit zahlreichen kleinen Bungalows, quartierte ich mich ein. Die unberührte Harmonie der Natur vermittelte mir das Gefühl, »angekommen« zu sein. Nach der Reihe fragte ich die Hotelangestellten aus – den Gärtner, der sich um die farbenprächtigen Blumenanlagen kümmerte, die sympathische Reinigungsfrau, das junge Serviermädchen, den älteren Kellner, die freundliche Rezeptionistin –, ob sie mir sagen könnten, wo ich einen Kahuna-Heiler fände. Ein junger Mann, der sich um das Wespennest unter dem Vordach kümmerte, schien mir besonders einheimisch zu sein (falls so etwas möglich ist). Er schaute mich nachdenklich an und sagte dann, ich sollte doch einmal in einen bestimmten Laden in der Hauptstadt der Insel gehen, in Kaunakakai.

Also pilgerte ich am nächsten Tag dorthin; allerdings fand ich den Laden geschlossen vor, obwohl ich zu einer normalen Geschäftszeit kam, und das wunderte mich schon. In der gegenüberliegenden Tankstelle meinte der Tankwart nur: »Haben Sie's denn so eilig, können Sie nicht einfach warten?« Natürlich konnte und wollte ich ja auch warten. Allerdings war es doch recht heiß, und ich hätte gern gewusst, auf welche Zeit ich mich einzustellen hatte. Dann blickte er an mir vorbei und sah, dass der Ladenbesitzer gerade mit seinem Jeep vorfuhr.

Ich erzählte ihm, dass ich auf der Suche nach einem Kahuna sei, der die Heilpflanze Awa hiva habe. Der Ladenbesitzer schaute mich durchdringend an und schwieg. Inzwischen hatte ich diesen prüfenden, stillen und eindringlichen Blick mehrfach kennengelernt. Dann griff er zu einem Stift und einem Stück Papier und schrieb mir eine Telefonnummer auf.

Der Mann – nennen wir ihn Ali'i, weil er seinen wahren Namen nicht preisgeben möchte –, der mich am nächsten Tag in einem klapprigen, riesigen, beigefarbenen amerikanischen Uralt-Schlitten am Hotel abholte, blieb und bleibt schwer zu beschreiben. Er war vielleicht fünfzig Jahre alt, vielleicht auch jünger oder älter, hatte einen hellbraunen Teint, schwarzes Haar und dunkelbraune Augen. Er erweckte in mir den Eindruck eines Mönchs – und das, obwohl er seine Frau und drei Kinder bei sich hatte. Schon am Telefon hatte Ali'i mich eingeladen, ein paar Tage bei ihm zu wohnen. Er hatte bei meinem Anruf eine Gänsehaut bekommen – das war für ihn ein erstes, untrügliches Zeichen dafür, dass er mir etwas von seinem Wissen weitergeben sollte.

Seinen Lebensunterhalt verdient Ali'i mit dem Fischfang, seine Spezialität ist der schwierige Fang von Tintenfischen. Dazu sammelt er Früchte. Ali'i ist das, was wir bei uns »arm« nennen würden, wie die meisten Kahunas. Für seine heilerische Tätigkeit lässt er sich nichts geben. Es gilt überhaupt als Grundregel der Kahunas, sich für die schamanistischen Fähigkeiten nicht bezahlen zu lassen. Er nimmt jedoch, wie andere auch, Geld für die Heilmittel, die er in oft sehr langwierigen Prozessen von Hand herstellt.

Ali'i wohnt mit seiner Familie auf der grünen Seite von Molokai in einem recht bescheidenen, kleinen Holzhaus. Als wir ankamen, verschwanden Frau und Kinder im Haus, während Ali'i mich an der Hand nahm und zu einer der vielen Pflanzen rund um sein Haus führte. Er ließ mich die Pflanzen anfassen, und ich sollte in Worten ausdrücken, was ich fühlte.

»Was will dir die Pflanze sagen? Spricht sie zu dir? Spürst du, was und wie diese Pflanze heilen kann?«

Ich fühlte mich wie in einer Prüfung, die zu bestehen ich keine Chance hätte. Noch nie zuvor hatte ich eine Pflanze angefasst und sie befragt, was und wie sie heilen könnte. Bevor ich aber beginnen konnte zu verzweifeln, stellte sich wieder das Gefühl des Urvertrauens ein, wie auf der Straße von Lahaina. Ich öffnete mich für eine andere Dimension, die ich heute noch nicht richtig verstehe oder beschreiben kann. Meine innere Stimme meldete sich und sagte: »Komm, du kannst das«.

Ich fing einfach an zu sprechen. Mehrere Stunden lang

führte und zog mich Ali'i von einer Pflanze zur anderen und forderte mich auf, ihm mitzuteilen, was diese Pflanzen mir sagten. Ich fühlte mich wie in einem völlig anderen Bewusstseinszustand, den ich vorher noch nie erfahren hatte. Heute meine ich, dass Ali'i mich für feinere Ebenen der Wahrnehmung geöffnet hatte und mir Kraft übertrug oder zufließen ließ. Er vermittelte mir eine erste Erfahrung der Essenz der Kahuna-Weisheit: Schweigen, Stille. Die Kahunas hören auf das Göttliche in ihrem Inneren. Sie gehen davon aus, dass übermäßiges Reden Energie vergeudet, und deshalb tragen ihre Worte so viel Kraft in sich, wenn sie dann sprechen.

Auch Ali'i äußerte sich kein einziges Mal zu dem, was ich sagte. Sein Gesicht blieb immer freundlich, aber weder nickte er oder schüttelte er den Kopf, noch teilte er mir irgendwie sonst mit, ob meine Aussagen richtig oder falsch oder belanglos oder anders seien. »Verliere dich nicht in Einzelheiten, sprich auf sanfte Weise – das wird deine Energie bewahren und stärken«. So lässt sich ein Lebensmotto der Kahunas formulieren.

Dann brach er anscheinend unvermittelt ab und lud mich zum Essen mit seiner Familie ein. Zur Nacht wurde ich im Kinderzimmer mit einquartiert. Erst am nächsten Morgen erfuhr ich, dass meine Suche nach wahren Heilmitteln hier einen wunderschönen Anfang gefunden hatte.

»Komm, heute gehen wir in den Regenwald«, sagte Ali'i zu mir. Vier Tage durfte ich mit ihm durch den Regenwald streifen. Er zeigte mir Blüten, Blätter und Wurzeln, die ganz bestimmte Verwendung zu Heilzwecken finden. Er erklärte mir, welche geistige Einstimmung und welche Rituale geeignet seien, um sich die Qualitäten der Pflanzen überhaupt zunutze machen zu können. Er führte mich in die Magie der Heilung aus der Sicht der Kahunas ein. Es wurde meine Einweihung in die Geheimnisse der Heiler von Hawaii. Die Kahunas pflegen eine aufrichtige und tiefe Verehrung für das Leben. Sie selbst leben bewusst und lassen sich auf alles ein, was um sie herum lebt. Die Wahrheit ist einfach – es ergibt keinen Sinn, sie intellektuell zu komplizieren.

Auf die einzelnen Heilmittel, ihre Herstellung und ihre Wirkung gehe ich im fünften Kapitel ausführlich ein. Ali'i möchte nicht, dass ich in einem Buch etwas über Orte und Zeremonien sage, und selbstverständlich achte ich seinen Wunsch.

Beim Abschied gab Ali'i mir auf den Weg: »*Kahea!*« (»Verstehe dich und wirke als ein Diener des Unaussprechlichen!«). Und er erklärte mir, was der Name »Hawaii« eigentlich bedeutet: »Hawaii hieß früher Hawaiki, das heißt: ein kleiner Ort für das Überleben des Wissens vom Atem des Lebens.«

Ich war sehr traurig, wieder wegfahren und nach Deutschland zurückfliegen zu müssen. Ali'i hatte das gespürt. Er rief mich im Hotel noch einmal an, gerade als ich meine Koffer fertiggepackt hatte, ziemlich niedergeschlagen auf dem Bett saß und meinen Kopf hängen ließ. Er habe mit seiner Frau gesprochen, und sie seien sich einig:

»Wenn du so unglücklich bist, wieder abzufahren, oder wenn du es bei dir zu Hause nicht mehr aushältst, kannst du immer kommen und, wenn du möchtest, auch für immer bei uns wohnen. Du bist unsere Schwester.«

Mein Weg von der Psychotherapie und Naturheilkunde zu den Mitteln und Methoden der Kahunas

Alles fing damit an, dass ich mich vor allem stets als Ex-Psychotherapeutin verstanden habe – und verstehe –, obwohl ich später auch als Heilpraktikerin mit unterschiedlichen natürlichen Heilmethoden und Arzneien arbeitete.

Die Belange der Seele, das Leben der Seele, Sehnsüchte, Probleme, Entwicklungsmöglichkeiten der Seele standen und stehen für mich im Mittelpunkt der heilerischen Arbeit.

Während meiner psychotherapeutischen Ausbildung habe ich sehr viele »Techniken« erlernt, zum Beispiel die Atemtherapie, Rebir-thing, Hypnosetherapie, Bioenergetik, Gestalttherapie sowie Heilung mit Farbe und Klang. Der Ansatz ging davon aus: Wenn ein Klient dieses oder jenes Symptom »hat«, dann eignet sich diese oder jene Therapie. Der Klient gibt sozusagen ein Bild ab, der Heiler legt einen Rahmen, ein Passepartout darüber. Damit ist der »Fall« einsortiert und abgehakt.

Die Zusammenhänge zwischen seelischen Problemen und körperlichen Symptomen waren mir früh klar geworden. Deshalb wandte ich zunächst bestimmte Methoden aus der Psychotherapie an. Damit gelangten Patienten durchaus zum Erleben höherer Bewusstseinszustände, allerdings hielten diese lichten Momente, erhebenden Impulse, klärenden Erfahrungen oder auch Heilerlebnisse nie lange an. Deshalb suchte ich nach anderen, besseren Wegen, um die Menschen mit der Fülle und Schönheit, mit der Harmonie und natürlichen Gesundheit ihres göttlichen Potenzials wieder dauerhaft in Verbindung zu bringen. Dazu schienen Homöopathie, Fußreflexzonenmassage, Kinesiologie, Akupressurmassage, Elektroakupunktur, Farb- und Edelsteintherapie, Bach-Blüten und manches andere mehr geeignet. Manche Heilerfolge stellten sich ein, aber ich war immer noch nicht ganz zufrieden. Meine innere Stimme sagte mir weiterhin: »Da ist mehr!«

Einen nächsten Schritt stellte das Gebet dar, das ich in meine Heilpraxis integrierte. Doch auch damit waren andauernde Erfolge (sowohl im spirituellen wie auch im psychosomatischen Sinne) für die Klienten nicht sehr häufig zu erzielen. Der entscheidende Durchbruch kam mit der Einweihung in das geheime Heilwissen der Abenteuerschamanen von Hawaii. Der Ansporn, mich auf das Kahuna-Wissen einzulassen und mich zu bemühen, es in die Heilpraxis zu integrieren, war, einen Zugang zur Quelle von Lebensenergie und Lebenssinn zu finden, der – einmal eröffnet – später immer wieder für den Klienten selbst offen war und blieb.

Seit ich mit den mentalen Techniken und vor allem mit den Harmoniemitteln arbeite, ist es meinen Patienten beziehungsweise Klienten besser und dauerhafter gelungen, viele der negativen Muster und Strukturen, die ihre Energie blockiert, verschwendet oder abgesogen haben, zu erkennen und sich davon zu lösen. Sie konnten durch den Ansatz der Kahunas zu Heilung und Gesundheit, durch das Welt- und Menschenbild der Kahunas in sich selbst neue Zugänge zu höheren Bewusstseinsebenen entdecken. Sie konnten Energie und Harmonie als Ausdruck des in ihnen bereits vorhandenen göttlichen Potenzials erfahren und in ihr Leben integrieren. Viele von ihnen fühlen sich dauerhaft verändert und tatsächlich geheilt. Sie leben jetzt ein »aufregendes« Leben, weil sie die Kraft in sich fühlen, auf alles, was ihnen begegnet und geschieht, voll Mut und Selbstvertrauen einzugehen.

Der Vorteil bei der Anwendung der Weisheit der Kahunas besteht auch darin, dass der Therapeut rasch »überflüssig« wird, weil der Klient mit dem eigenen höheren Potenzial in Verbindung kommt und den Weg zur dauerhaften Selbstheilung finden kann.

Darin liegt aus meiner Sicht die vollkommene Heilung begründet. Ich kenne nichts Schöneres als die leuchtenden Augen eines Klienten, der mir sagt: »Ich glaube, ich brauche Sie jetzt nicht mehr.«

2
Die Weisheit der Kahunas

Wahre Freiheit: ***Niemals verletzen, immer helfen!***

Das geheime Heilwissen der Meister von Hawaii

Kaum jemand bezweifelt, dass die Welt an einem entscheidenden Wendepunkt steht. Manche Menschen meinen, es sei »fünf Minuten vor zwölf«. Andere sind der Überzeugung, es sei bereits deutlich später. Für die Kahunas steht fest, dass sie uns – und damit sind die hellhäutigen Menschen der westlichen Industriegesellschaften gemeint – nun verstärkt helfen müssen. Sie meinen es deshalb, weil auch bei uns immer mehr Menschen die Notwendigkeit spüren und den Wunsch entwickeln, etwas zur Rettung von Umwelt und Menschheit, etwas für die Suche nach Sinn und Erfüllung des Lebens unternehmen zu wollen. Die Bestrebungen, sich für die Welt, für alle Menschen und nicht gegen sie oder auch nur für egozentrische Ziele einzusetzen, verbreiten sich mehr und mehr. Die alte Tradition der Heiler von Hawaii besagt, dass Hilfe immer bei einem selbst beginnt. Erst wenn ich etwas an und in mir verändert habe, erst wenn ich heil oder zumindest heiler geworden bin, kann ich anderen Menschen wirklich etwas weitergeben.

Die Sicht der Kahunas ist eine sehr schlichte und zugleich unglaublich wirksame Lebenseinstellung, die mentale Techniken und natürliche Heilmittel vor dem Hintergrund einer rein spirituellen

Ausrichtung zum Wohle des Menschen und seiner ganzheitlichen Heilung nutzt. Diese Einstellung nennen sie den »Aloha-Spirit«, den »Geist des Aloha«. »Alo« heißt »Zentrum des Universums«, »Ha« bezeichnet den Atem Gottes. Aloha ist viel mehr als nur ein Begriff, es ist ein Gefühl, eine Schwingung, ein andauerndes Wahrnehmen des Göttlichen in uns. Im Gebrauch als Begrüßung bedeutet Aloha nicht nur »Guten Tag«, sondern dass wir einander an den Atem Gottes, der aus der Mitte der Schöpfung und in allen Lebewesen strömt, erinnern!

In früheren Zeiten mag es einer so genannten »Elite« vorbehalten gewesen sein, in das geheime Wissen eingeweiht zu werden. Mysterienpriester und Avatare, Magier und Adepten hüteten ihre Geheimnisse und gaben sie nur an wenige Auserwählte weiter, die sich zuvor rigorosen Prüfungen unterziehen mussten.

In unserer Zeit des spirituellen Erwachens, der Bemühung um bewusstere Lebensführung und der globalen Vernetzung, des Einsatzes für die Umwelt und für natürliche Heilweisen, für Frieden und persönliche Selbstentfaltung kann die Beschränkung von Wissen auf Eliten keine Berechtigung mehr finden. Vielmehr scheint die Weitergabe von Mitteln und Wegen zur seelischen und körperlichen Heilung an interessierte Menschen die notwendige Voraussetzung für unser Überleben darzustellen.

Die Kahunas sehen dieses geistige Erwachen übrigens in der Aura der Menschen. Lange Zeit hatten sie sich zurückgezogen und waren nur ihren Stammesangehörigen als Schamanen und Heiler bekannt. Für Außenstehende blieben sie unauffindbar. Dieser Rückzug beruhte auf einem wesentlichen, traurigen Grund: Die weiße Gesellschaft hatte sich mehr und mehr den beschränkten individuellen Zielen, den kurzsichtigen Interessen des Egos verschrieben. Damit gewannen illusionäre Werte an Gewicht: Erfolg, Macht, Besitz, Gewinn, Prestige.

Die hawaiischen Heiler wussten, dass diese Kräfte die ursprüngliche Harmonie der Schöpfung zerstören und das Leben der Menschen in Zerstreuung und Belanglosigkeit, in Ausbeutung und Gewalt, in Orientierungslosigkeit und Angst, in Krankheit und Not führen würden. Sie erkannten deutlich und frühzeitig, dass die destruktive Ichhaftigkeit der »weißen Zivilisation« eine Eigendynamik entwickeln würde, deren Folgen erst sehr vielen als Gefahr für das Überleben der gesamten Menschheit vor Augen treten müsste, bevor sich genügend viele Menschen zu einer Umkehr bereit fänden. Erst müsste die vermeintliche Ausweglosigkeit als planetarische Bedrohung sichtbar werden, bevor dafür offene Menschen sich um Heilung und Rettung von Erde und Menschheit kümmerten.

Frühe Versuche vonseiten der Kahunas, einzugreifen, zu erklären und zu helfen, scheiterten an der überheblichen Ignoranz von Vertretern der »weißen Gesellschaftsform«, welche die vermeintliche Überlegenheit ihrer steigenden Macht nicht in Frage gestellt sehen wollten. So zogen sich die Kahunas in die fast vollständige Anonymität zurück und harren nun der Zeit, in der die von ihnen ebenfalls vorausgesehene »Wende« eintreten würde. Da sie immer sanftmütig und zugleich spirituell stark waren, sagen sie: »A' ole 'oe e ike i na po 'opo 'o ha'i.« Das bedeutet ungefähr: »Urteile nicht über andere. Du kennst ihren spirituellen Hintergrund nicht. Der Geist Gottes wohnt in jedem.«

Diese Wendezeit ist jetzt! Zu Beginn des dritten Jahrtausends ist die Zeit reif, dass wir die spirituelle Tradition der Kahunas kennenlernen, die bislang geheimen Heilungswege und Heilmittel erfahren und anzuwenden lernen.

Der Ursprung des hawaiischen Volkes, das seit dem Ethnologen MAX FREEDOM LONGS auch »Huna«-Volk genannt wird, liegt historisch betrachtet im Dunkeln. Das Huna Volk kann auf ein reiches kulturelles und spirituelles Erbe zurückgreifen. Vermutungen sprechen davon, dass dieses Inselvolk mit den alten Ägyptern, mit den Essenern und den Hopi- und Anasazi-Indianern in Verbindung stand, da es mit jenen erstaunlich viele Übereinstimmungen in geheimen Lehren und Ritualen, in traditioneller Weisheit und Brauchtum zeigt.

Ein »Ka-Huna« ist ein »Meister des Hunavolks«. Die Hunas haben verschiedene Meister: zum Beispiel Meister für Schiffbau oder Ackerbau, Geologie, Astrologie und auch für die Gesundheit im Besonderen oder das Leben im Allgemeinen. Letztere nennt man *Kahuna lapa 'au*. Ein Kahuna lapa 'au ist ein Heiler, Zauberer und Mysterienpriester, der mit pflanzlichen Heilmitteln und mit Energien behandelt und heilt, der alten Tradition zufolge jedoch meist nur vorbeugend und stützend eingreift, sobald er eine Veränderung der gesunden Aura wahrnimmt.

Diese Kahunas gehören zu den »Abenteuerschamanen«. Die Zuordnung habe ich von Ali'i übernommen, der mir diesen Weg so beschrieb: »Ein Abenteuerschamane wirkt zunächst nur auf sich selbst ein und nur indirekt und auf sanfte Weise damit auch auf andere. Sein Ziel ist umfassende Harmonie.« (Im folgenden Test meine ich immer die Kahuna-Meister für Gesundheit, wenn ich von »Kahunas« spreche.) Die Kahunas halten eine Verehrung für das Leben aufrecht, und dies wird ihnen vom Leben vergolten.

Über achtzig Prozent der gegenwärtig etwa zweihundert Kahunas auf Hawaii sind über fünfundsiebzig Jahre alt. Ein Kahuna hat immer nur einen Nachfolger. Meist ist er ein sehr viel jüngerer Mensch, der als charakterlich und spirituell fähig betrachtet wird, das alte Wissen zu bewahren und zu pflegen und es nicht zu seinem eigenen Vorteil zu missbrauchen. Die Nachfolger werden etwa vom fünften Lebensjahr an geschult, mindestens zwanzig Jahre lang. Sie lernen zu beobachten, zuzuhören und aufzunehmen. Sie werden niemals beurteilt oder gar verurteilt! Statt dessen erfahren sie nur Ermutigung: »Mach weiter so!« »Geh noch tiefer!« »Höre auf die Natur!« Sie lernen, mit dem Meer zu sprechen, mit den Bäumen, den Pflanzen, den Steinen, und sie öffnen sich für deren Antworten. Alles um sie herum ist lebendig, und sie sind ein Teil davon.

Gelegentlich sind Seelen, welche die Aufgabe eines Kahuna wahrnehmen, auch in Frauenkörpern inkarniert. Dass die meisten Heilerseelen sind, die in Männerkörpern inkarniert sind, bedeutet nur, dass zur Vermittlung in den gegenwärtigen Gesellschaftsformen männliche Körper besser geeignet zu sein scheinen. Nach Auffassung der Kahunas ist damit überhaupt kein Werturteil über Frauen und Männer verbunden!

Legenden zufolge sind die heutigen Inseln die Bergspitzen der versunkenen rätselhaften Landmasse Lemuria, die auch das Land »Mu« genannt wird. Diese Landmasse gilt in manchen Kreisen als die Wiege der Menschheit, wie wir sie heute kennen. Als Lemuria versank, sollen viele Bewohner in einer Art Völkerwanderung über den amerikanischen Kontinent nach Atlantis gewandert sein, das angeblich zwischen Amerika und Europa lag, wo sie die alten Lehren gepflegt und weitergegeben haben sollen.

Das Wort »Huna« bedeutet »Geheimnis« oder »verborgenes Wissen«. Ein Kahuna ist also ein Meister des verborgenen Wissens oder ein in dieses Wissen Eingeweihter. Es scheint mir wichtig, zu betonen, dass dieses Volk einen Meister für die Gesundheit und das Leben kennt, nicht einen Kahuna für Krankheit! Dieser Meister der Gesundheit ist Arzt und Priester in einer Person. Er kümmert sich um eine gesunde Seele und einen klaren Geist des »Patienten« ebenso wie um dessen körperliche Gesundheit. Für die Kahunas, denen ich begegnen durfte, ist es völlig unverständlich, dass unsere Gesellschaft den Arztberuf von dem des Priesters trennt. Jedes Helfen, alles Heilen, jede Unterstützung umfasst aus ihrer Sicht immer die Seele und den Körper.

Selbst wenn jemand sich »nur« den Knöchel verstaucht hat, wird der Kahuna Gründe und Ursachen auf der seelischen Ebene suchen und mitbehandeln, genauso wie er sich um das Physische, den verstauchten Knöchel, kümmert. Nach Überzeugung der Kahunas ist die Seele der höchste, größte und wichtigste Teil des Menschen und zugleich sein Führer und Helfer in diesem Leben (mehr darüber im dritten Kapitel). Da die Kahunas hellsichtig sind und auch die Aura der Seele wahrnehmen, sehen sie ihre vornehmste Aufgabe darin, anderen Menschen zu helfen, die Seele rein zu halten und zu lernen, deren Wünschen und Hinweisen zu folgen. Wenn der Körper krank ist, kann er auf keine Art von Behandlung ansprechen, solange er zuvor nicht mental und spirituell geheilt wurde.

Ein Kahuna lehrt andere Menschen, auf die Stimme der eigenen Seele zu hören, die Sprache der Seele zu erlernen, sich auf ihre Botschaften einzulassen und diese dann auch wirklich umzusetzen. Der »Erfolg« ist ein Leben in Gesundheit, innerem Frieden und kraftvollem Gottvertrauen.

In alten Zeiten lebte in jedem größeren Dorf ein Kahuna, dessen Aufgabe darin bestand, die Dorfbewohner gesund zu erhalten. Er wohnte nicht im Dorf selbst, sondern in einem *Heiau,* einem besonderen Ort der Kraft, entweder im Freien oder in einer Vulkanhöhle, einer Art »Kirche« und »Medizinplatz«. Noch heute bestehen solche Heiaus, die eingezäunt sind und von Außenstehenden nicht betreten werden dürfen. Sie gelten als heilige Orte.

Der Heiau des Dorf-Kahuna war immer höher gelegen als das Dorf selbst. So konnte er gewissermaßen »von oben« her mittels seiner besonderen schamanistischen Gaben »sehen«, wie es um die Menschen im Dorf bestellt war.

Obwohl ich im Weiteren noch mehrfach detailliert auf die Weitsicht und das Menschenbild der Kahunas eingehen werde, möchte ich hier bereits einen allgemeinen ersten Überblick geben.

Der Mensch, so sagen die Kahunas, besteht aus einem höheren Selbst, das ist die Seele oder der göttliche Funke, einem menschlichen Geist, dem mittleren Selbst, das sich mittels Verstand und Gemüt und unserem Tagesbewusstsein ausdrückt, und einem unteren Selbst, in dem sich unsere Triebe äußern. Der jeweils höhere Aspekt unseres Seins sollte nun im Idealfall auf das jeweils niedrigere so einwirken, dass es öffnet, reinigt, klärt und erhebt.

Das höhere Selbst enthält unseren Lebensplan. Deshalb sollten wir mit ihm bewusst in Verbindung treten und kommunizieren. »Dein Wille ist mein Wille«, lautet ein Merksatz aus dem Christlichen, der auch im Weltbild der Kahunas seine Gültigkeit besitzt.

Jede Seele hat einen anderen Lebensplan, jede Seele möchte und muss etwas anderes erfahren. Daraus erklärt sich, dass die Aura jedes Menschen in anderen Farbenkombinationen erstrahlt, denn die unterschiedlichen Farben stehen für ebenso verschiedene Lebensziele. Die Farben lassen erkennen, welche jeweiligen Lernaufgaben das höhere Selbst für den jeweiligen Lebensabschnitt gewählt hat.

Allen Seelen gemeinsam aber ist im gesunden und harmonischen Zustand die große Leucht- und Strahlkraft der jeweiligen Farben. Leuchtet die Aura hell und klar, so ist für den hellsichtigen Kahuna deutlich zu sehen, dass Körper, Geist und Seele in Harmonie sind und der Mensch sein Leben im Einklang mit dem höheren Selbst führt. (Im sechsten Kapitel beschreibe ich die Arbeit der Kahunas mit Aura und Farben näher.)

Grundlage des Heilwissens der Kahunas ist die Einsicht, dass alle Ebenen des menschlichen Seins normalerweise harmonisch miteinander schwingen, ohne dass der Mensch eigene Energie verliert oder disharmonische von außen aufnimmt, ohne dass er Mangel oder Überschuss hat. Die natürlich-harmonische Lebensenergie nennen sie *Mana*. Dieses Wort bezeichnet das, was wir auch unter den Begriffen »Prana«, »Od«, »Heliod«, »Bioenergie« oder »göttliche Lebensenergie« verstehen. So steht die Energie-Arbeit im Mittelpunkt der Tätigkeit der Kahunas. »Mana« bedeutet gleichzeitig »Wasser«.

Der Kahuna selbst lebt beständig im Gleichgewicht des göttlichen Mana. Seine heilende und heilige Aufgabe liegt darin, anderen Menschen zu helfen, ebenfalls in dieses Gleichgewicht zu gelangen. Wir können das Höchste und den Höchsten nur erkennen, wenn wir genügend Energie gesammelt und zur Verfügung haben, um zum Höchsten aufzusteigen.

Der Kahuna sagt: »Ich kümmere mich nicht um deine Probleme, ich kümmere mich um dich. Dort, wo deine innere Wahrheit ist, gibt es keine Leiden und keine Not. Sie liegen am Rande. Ich führe dich zu dir – wenn du dich führen lässt. Wenn du erkannt hast, wer du bist, verschwinden alle Sorgen und Probleme. Sie entstehen erst und nur dann, wenn du das Wichtigste vergisst oder versäumst: die Begegnung mit dir selbst!

Liebe existiert nicht an der Oberfläche, sondern hat tiefe Wurzeln und liegt jenseits des Denkens. Gehe mit deiner Energie bewusst um und verschwende sie niemals – weder mit negativen Gedanken noch mit Taten, die verletzen, statt zu helfen. Stelle dich bewusst auf die Seite, die nicht urteilt, die nicht eingreift oder manipuliert. Tue alles, was du tust, voller Liebe! Du magst vieles in deinem Leben erreichen, aber das bedeutet nicht viel. Wenn du dich selbst nicht erreichst, hast du nichts erreicht.«

Dieses letzte Wort erinnert an den Spruch über dem Orakeltempel von Delphi, der bekanntlich »Mensch, erkenne dich selbst!« lautet.

Die Kahunas folgen einer Vision: Sie leben die Liebe, die ihnen aus ihrem göttlichen Kern unbegrenzt zufließt. Sie wissen um die Wahrheit, dass es letztlich nur Liebe gibt. Ihr Handeln durch Nichthandeln hilft, dass jeder suchende Mensch sich auf die Entdeckungsreise zu seiner eigenen, unendlichen Quelle begibt und seine Wahrheit in sich selbst erfährt. Ein Kahuna sagte mir: »Unsere Sicherheit beruht auf der Fähigkeit, die Wahrheit zu erkennen, gleich unter welchen Bedingungen, und Liebe zu leben, ungeachtet von Verletzungen und Leiden. Leben wird von innen nach außen gelebt. Wenn du diesen Bewusstseinswandel vollziehst, wirst du selbst zur Wahrheit!«

Einer von ihnen fragte mich: »Kannst du dir eine Welt vorstellen, in der die Liebe und das gegenseitige Verständnis vorherrschen?«

Greifen wir alle die Chance in dieser Frage beim Schopfe und nehmen wir uns ab heute, ab sofort, intensiv und innig vor:

»Ja, ich kann es mir vorstellen!«
»Ja, ich wünsche es mir!«
»Ja, ich will mithelfen.«

Der zeitlich kurze und dabei sehr intensive Kontakt mit den Kahunas hat mir nicht nur gezeigt, wie wohltuend es ist, sich unter Menschen zu befinden, die den anderen akzeptieren und nicht verletzen, sondern er hat mir auch bewusst gemacht, dass ich mich selbst dafür einsetzen will, dass diese Form von Liebe mehr geschätzt und gelebt wird.

Die sieben Energiegesetze des Lebens

Die sieben Energiegesetze des Lebens sind ursprünglich einzelne Worte, denen eine weitreichende spirituelle Bedeutung innewohnt. Die Sprache der Hawaiianer erscheint zunächst als sehr einfach, besteht ihr Alphabet doch aus nur zwölf Buchstaben! Sie erreicht jedoch eine Tiefe in der Beschreibung spiritueller, psychologischer und menschlicher Erfahrungen und Erkenntnisse, die sehr schwer adäquat zu übertragen ist.

Es ist SERGE KAHILI KING zu danken, die ursprünglichen Begriffe der Huna-Sprache in Aussagen übertragen zu haben, die für den westlich gebildeten Menschen verständlich und greifbar sind. Mein Kahuna-Lehrer Ali'i hat die Vorschläge von Serge Kahili King benutzt, um mir zu vermitteln, was er zu sagen hatte.

Erstes Energiegesetz

»Energie folgt Ihrer Aufmerksamkeit.« *(»Energy follows your attention!«)*

Wir haben das alle schon erlebt: Wenn Sie sich auf etwas ausrichten wollen, das Ihnen interessant oder wichtig erscheint, dann nehmen Sie um so mehr auf, je besser Ihre Konzentrationsfähigkeit geschult ist. Je mehr Mana Sie bewusst erzeugen (wir erzeugen unter anderem durch Gedanken, Gefühle, Worte und Handlungen ununterbrochen Energie; im vierten Kapitel lesen Sie, wie Mana, also Lebensenergie, erzeugt und angewandt wird) und lenken, desto größer wird die Intensität Ihrer Aufmerksamkeit. Im sogenannten »normalen Alltag« (in dem wir eben leider ziemlich unbewusst in den Tag hinein leben) verschwenden wir unser Mana dadurch, dass wir unsere Energie auf Menschen, Ereignisse und Gegebenheiten richten, die uns missfallen, die wir ablehnen oder gar bekämpfen.

Durch so oft unwillkürlich erzeugte negative Gedanken und Gefühle, durch unbedachte Worte und wenig hilfreiche Taten »sabotieren« wir – meist natürlich unwillentlich – unsere eigenen Kräfte. Dadurch werden die Konzentrationsfähigkeit und die Gabe, Aufmerksamkeit gezielt zu lenken und mit ihr kreativ umzugehen, entscheidend geschwächt.

Der Kahuna meint nicht, dass wir solche negativen Impulse nicht haben dürften oder dass wir sie verdrängen oder bekämpfen sollten. Vielmehr macht er uns bewusst, was geschieht, wenn wir sie haben, und er zeigt uns auf, wie wir praktisch vorgehen können, um sie zu verwandeln und das in ihnen »gefangene« Mana zum

Nutzen aller Beteiligten anstatt zu unserem und anderer Menschen Schaden einzusetzen.

Anders gesagt: Wir können lernen, unsere Energie bewusst auf das zu lenken, was wir wirklich wollen, denn das wird uns auch langfristig stärken und stützen. Wir können lernen zu vermeiden, dass unsere Aufmerksamkeit unbewusst von jemandem oder etwas angezogen wird, der oder das uns nicht gefällt, ärgert oder ängstigt.

Ein verlässliches Zeichen dafür, ob Ihre Aufmerksamkeit richtig »gepolt« ist, finden Sie darin, ob Sie voller Energie sind, oder ob Sie sich in bestimmten Situationen eher schnell ermüdet, abgespannt und gestresst fühlen. Auch ein Überdrehtsein ist kein gesunder, natürlicher Zustand.

Wenn wir erst einmal tief innen verstanden und angenommen haben, dass immer wir selbst entscheiden, wohin wir unser Mana lenken, dann werden wir wie von selbst beginnen zu überlegen, ob wir den Krimi sehen wollen, der uns Angst einjagt oder belanglose Bilder in unser Gemüt pfropft, oder ob wir statt dessen lieber schöne Musik hören oder ein gutes Buch lesen möchten. Wir lassen dann nicht mehr einfach so zu, dass uns außengesteuerte Energie »abgezapft« wird, dies unsere aktive Lebensfreude unterhöhlt und unser Leben in jeder Beziehung leerer werden lässt.

Beginnen Sie einfach damit, sich selbst zu beobachten. Haben Sie sich über den Nachbarn geärgert? Sind Sie gerade dabei zu denken: »So ein Schwachkopf«? Spüren Sie Ärger in sich aufsteigen? Fühlen Sie auch, dass der Ärger Ihnen einfach »nicht bekommt«? Falls die Antwort »Ja« lautet, haben die Kahunas einen sehr schlichten und doch wirkungsvollen Vorschlag. Da Sie selbst Ihre eigene Energiebilanz bestimmen, denken Sie im Anschluss an diese weniger

erfreulichen Gedanken gleich, um die negative Gedankenenergie abzugleichen, »..., aber so ein schönes Auto hat er!«
Damit haben Sie die kritischen Gedanken (die vielleicht ja zu Recht ausgelöst wurden) nicht unterdrückt, und dennoch bleiben Sie nicht im negativen Energiezustand stecken. Es bedarf mehr Energie, negativ statt positiv zu sein. Es verbraucht sehr viel mehr Energie, zornig, besorgt und hasserfüllt als liebevoll zu sein.

Wenn ich selbst im Stoßverkehr stecken bleibe, obwohl ich es ganz eilig habe und nicht bewusst auf mich achte, weil der Verkehr meine Aufmerksamkeit absorbiert, dann rufe ich bisweilen unwillkürlich: »Nun fahr doch, du Schnarcher!« In diesem Augenblick kommt meine falsche Energiepolung in Form eines körperlichen Schmerzes, meist in der Region des Solarplexus, umgehend zu mir zurück. Spätestens der Schmerz bringt meine Aufmerksamkeit zu mir selbst zurück. Ich werde mir meiner selbst wieder bewusst und stelle fest, dass ich mir nichts Gutes getan habe. Anstatt nun jedoch Schuldgefühle zu haben, weil es mir schon wieder passiert ist, dass ich meine Energie negativ einsetzte, folge ich dem Kahuna-Vorschlag und füge hinzu: »Aber einen tollen Schlitten fährst du!« Meist muss ich dann laut über mich selbst lachen, was ebenfalls dazu beiträgt, die Energiebilanz abzugleichen und neue Harmonie herzustellen. Dann ist die Aufmerksamkeit wieder da, wo sie hingehört: bei mir. Wenn ich sie dann bewusst auf den Verkehr richte, werde ich entspannt an meinem Ziel ankommen.

Gedanken sind Energien, gewaltige Energien, wenn wir uns erlauben, den Gedanken freien Lauf zu lassen. Beobachten Sie Ihre Gedanken. Kontrollieren Sie sie jedoch nicht. Greifen Sie die Gedanken heraus, die Ihnen selbst nicht guttun, und neutralisieren Sie sie nach dem obigen Muster. Sprechen Sie mit Ihrem unteren

Selbst (siehe drittes Kapitel) und sagen Sie ihm, es möge sich auf Ihr Vertrauen in das Leben konzentrieren.

Zu denken heißt, zu schaffen. Die Gedanken von heute sind deshalb die Erfahrungen von morgen.

Wir haben immerfort aufs Neue die Wahl: Nutzen oder Schaden? Nach oben oder nach unten? Genießen oder leiden? Was wollen Sie wählen?

Zweites Energiegesetz

»Die Welt ist das, was Sie in ihr sehen wollen.« *(»The world is what you think it is!«)*

Den Sieger erkennt man schon am Start – den Verlierer auch. Sie entscheiden selbst darüber, wer Sie sein wollen, der eine oder der andere. Gehören Sie zu den Menschen, die sich selbst oft sagen hören: »Ich muss zur Arbeit«, »Ich muss mich noch mit Emma treffen«, »Ich muss mir ein neues Auto kaufen«, »Ich muss, ich muss ...«?

Wenn Ihr Mana Ihrer Aufmerksamkeit folgt, dann blockieren Sie die Energie durch das mentale Muster »Ich muss ...«. *Müssen ist nicht mögen oder wollen.* Ihr unteres Selbst, das *Ku* (siehe auch nächstes Kapitel), bekommt mit diesem Muster die Botschaft, dass Sie Sklave dessen seien, der Ihnen sagt, dass Sie irgendetwas »müssten«.

Wenn Sie sich daran erinnern, dass Sie selbst bewusst entscheiden, dann kommt Ihre Energie in den Ausgleich zurück. (Zwei Übungsvorschläge zu diesem Themenkreis finden Sie am Ende dieses Abschnittes über das zweite Energiegesetz.) Beim ersten Energiegesetz haben wir von den Gedanken als Energien gesprochen. Nun wollen wir auf unsere Fähigkeit eingehen, Gedanken schöpferisch zu gestalten, sie auszuführen und kreativ tätig zu sein. Vermutlich kennen Sie das geflügelte Wort »Der lebt in einer anderen Welt«. Darin steckt eine Wahrheit. Der betreffende Mensch lebt in einer anderen Welt, weil er anders denkt und fühlt, weil die Macht seines Bewusstseins Situationen und Umstände für ihn schafft, die der ihn so beurteilende Mensch sich nicht vorstellen kann.

Wenn dieser Mensch anders denken könnte, oder besser, wenn er anders denken wollte, könnte er sich auch die Welt erschaffen, die er wirklich möchte. Der Unterschied liegt nur im Denken und festem Glauben daran.

Nehmen wir an, Frau Bertram aus Köln und Frau Wegner aus Berlin spüren beide, dass ihr höheres Selbst sie dazu auffordert, sich weiterzuentwickeln und voll neuen Mutes beruflich etwas ganz anderes zu beginnen. Beide denken intuitiv: »Eigentlich würde ich gern ein Blumengeschäft eröffnen.« Beide haben also die gleiche Idee oder Eingebung, beiden teilt die innere Führung das Gleiche mit, aber nun kommt es auf die Umsetzung an. Die Umsetzung hängt maßgeblich von den Gedanken ab, welche dieser Idee folgen.

Frau Bertrams Vater hatte auch ein Geschäft, das aber nicht so recht lief, sodass er eines Tages Konkurs anmelden musste. Frau Bertram überlegt also nach ihrer Eingebung und kommt zum Schluss: »Nein, lieber nicht. All das viele Geld und die mühevolle Arbeit investieren, und am Ende geht es mir wie meinem Vater.« Vermutlich ist ihr gar nicht bewusst, dass sie sich durch ihre eigenen Gedanken eine Welt voller Begrenzungen schafft und sich in ihrer möglichen Lebensfreude und ihrem Wachstum selbst boykottiert. Sie schafft sich eine Welt der Ängste und Befürchtungen nur durch die Kraft ihrer Gedanken. Es ist nicht das Schicksal, sondern sie selbst.

Frau Wegner reagiert anders. Sie folgert nach dem spontanen Einfall, den sie vielleicht noch nicht einmal als bewusste Eingebung ihres höheren Selbst erkennt: »Eine tolle Idee! Es bereitet mir Freude, mit Blumen umzugehen, und was ich mit Freude anpacke, wird auch gut.« Dementsprechend beginnt sie mit ganz praktischen Vorbereitungen, mit den nächstliegenden Schritten, und eröffnet schon bald ihren eigenen Blumenladen. Sie denkt das Gute, sie will das Gute und erschafft sich damit ihre eigene Welt.

Sie sehen, wie unsere Grundhaltungen und nicht nur unsere Entscheidungen die Zukunft bestimmen! Deshalb ist es sinnvoll, wenn Sie etwas in Ihrem Leben verändern möchten, damit zu beginnen, Ihre Grundhaltungen zu überprüfen. Fangen Sie auf der Ebene des mittleren Selbst, des »Lono«, mit folgenden drei Übungsschritten an.

»Ich denke das Gute!«

Wenn Sie in Ihrem Leben eine Veränderung einleiten und erreichen wollen, besteht der erste Schritt dazu darin, dass Sie Ihre Wünsche und Ziele verändern. Das Wichtigste und Allererste ist, dass Sie überprüfen, was Sie von sich selbst erwarten.

Schreiben Sie alles auf, was Sie nicht länger akzeptieren können, und alles, was Sie erreichen oder haben möchten. Denken Sie dann über die Konsequenzen nach, die Sie in Gang setzen, und fühlen Sie sozusagen im Voraus, was dabei in Ihrem Inneren geschieht. Viele Menschen haben uns das vorgelebt: LEONARDO

DA VINCI, ABRAHAM LINCOLN, ALBERT EINSTEIN, MARTIN LUTHER KING, SOICHIRO HONDA und andere. Sie alle haben einen ersten, gewaltigen Schritt nach vorne getan, in ein erfülltes Leben, indem sie zuerst ihre Ziele angehoben und ihre Wünsche und Erwartungen formuliert haben. Damit »fordern« Sie nicht nur mehr vom Leben, sondern halten auch mehr für möglich.
Alles, was sich verändern soll, beginnt mit dem einfachen Schritt: ***Ich verändere meine Ziele.***

Wenn Sie Ihr Ziel anheben wollen, aber tief innen nicht zu glauben vermögen, dass Sie das jemals verwirklichen können, dann haben Sie sich bereits selbst sabotiert. Vielleicht werden Sie es nicht einmal versuchen, weil Ihr Zweifel einen wichtigen Teil Ihrer Energie blockiert. So gelangen Sie natürlich nicht zu einem Gefühl der tiefsten Überzeugung. Unsere Glaubenssätze und Gedankenmuster sind aber leider so etwas wie nicht mehr überprüfbare und in Frage zu stellende »Befehle«. Sie bestimmen, wie die Welt für uns aussieht, was möglich ist und was nicht, was wir tun können oder lassen sollen. Wir können also unsere Glaubenssätze und Gedankenmuster auf die Richtigkeit hin überprüfen und sie gegebenenfalls verändern, wenn wir eine dauerhafte Veränderung zum Guten in unserem Leben bewirken möchten.

Nur das Gefühl der tiefsten inneren Überzeugung bringt uns dorthin, ***wohin wir wollen.***

Der Wille ist der Motor, welcher Gedanken die Kraft verleiht, zu Schöpfungen zu werden. Der Wille stellt eine enorme Kraft dar. Er wird immer stärker, je häufiger und bewusster er angewandt wird. Dabei kommt es auf die Intensität, die tatsächliche Einfühlung an.

Ohne echte Einfühlung entsteht keine Intensität. Ohne Intensität ist keine Einfühlung möglich.

Wenn Sie zunächst Ihre Ziel anheben und sich danach davon überzeugen, dass Sie es wirklich schaffen wollen und werden, dann findet sich auch ein Weg, Ihr Vorhaben zu realisieren.

Stellen Sie sich Ihr Ziel ganz plastisch vor, in allen Einzelheiten. Sie sollten sich jetzt schon *einfühlen*, wie glücklich Sie sind, wenn Sie Ihr Ziel erreicht haben. Dieses »vorweggenommene« Gefühl von Glück, Zufriedenheit und Erfüllung ist die Kraft, die Sie an Ihr Ziel »ziehen« wird! Die Einzelheiten ergeben sich dann schon, wenn Sie Ihren Weg dorthin erst einmal beschritten haben.

Wissen ist nicht genug. *Sie sollten entsprechend handeln.* Unser Ku, das untere Selbst (siehe auch nächstes Kapitel), muss zur Mitarbeit aufgefordert werden, denn es freut sich, wenn es uns unterstützen kann. Das Ku ist der Speicher für alle unsere Gedankenmuster und kann, wenn es richtig »eingespannt« wird, mit der Reinigung und Neuprogrammierung beginnen (Übungen hierzu finden Sie ebenfalls im nächsten Kapitel).

Hilfe der Kahunas: ***Harmoniemittel Awa, Popolo.***

»Ich muss ...«

Der Sinn der Übung besteht darin, festzustellen, welche Art von Energie Ihre »Muss-Sätze« für Sie auslösen und ob und wie Sie eine vielleicht unerwünschte Energie solcher fest eingeprägter Gedankenmuster positiv verändern können.

- Bitten Sie einen Freund oder eine Freundin, Ihnen eine Viertelstunde das Ohr zu leihen. Setzen Sie sich beide bequem auf zwei einander gegenüberstehende Stühle. Ihr/e Freund/in hat nun die Aufgabe, Ihnen nur zuzuhören, ohne sich durch Gestik oder Mimik, Kopfnicken, Augenzwinkern, Körperhaltung oder sonst wie zu äußern. Er/Sie möchte bitte Stichwörter notieren.

- Sprechen Sie fünf Minuten lang laut aus, was Sie alles »müssen«. Zum Beispiel »Ich muss kochen«, »Ich muss mich um die Kinder kümmern« und so fort. Wenn Ihnen einen Moment lang nichts mehr einfällt, wiederholen Sie den letzten Satz, aber bleiben Sie unbedingt im Sprachfluss. Beobachten Sie während dieser fünf Minuten auch, was Sie spüren, wie Sie sich fühlen, was in und mit Ihrem Körper geschieht, wie Sie dem Gefühl nach reagieren.
- Dann geht es in eine zweite Fünf-Minuten-Runde. Dabei wiederholen Sie all das, was Sie »müssen«, soweit es Ihnen einfällt, ersetzen das Wörtchen »muss« durch »will« und fügen jetzt den Zusatz an:»..., und ich entscheide mich dafür«. Beobachten Sie erneut, wie Sie sich fühlen und was mit Ihnen geschieht.

Bestimmt werden Sie einen deutlichen Unterschied bemerken; einen Unterschied in Bezug auf die Energie, die Sie im ersten Fall eher blockiert und im zweiten Fall eher fördert.

Hilfe der Kahunas: ***Harmoniemittel Essiak, Kukui***

Drittes Energiegesetz

»Sie haben keine Grenzen.« *(»There are no boundaries for you!«)*

Wenn wir geboren werden, müssen wir sehr bald feststellen, dass anscheinend überall Grenzen bestehen. Wir stoßen immer wieder an Grenzen, nehmen wahr, dass wir offenbar nicht ungehindert vorangehen können, und werden aufgefordert Grenzen akzeptieren zu lernen. Wenn wir später dann, als Erwachsene, nicht über das »nach-denken«, was uns andere schon vorgedacht haben, bleiben wir in Gedanken- und Verhaltensmustern befangen, diese Begrenzungen seien ehern fest gefügt und unüberwindlich. Für viele Menschen ist die Erkenntnis mit Resignation verbunden, »Damit musst du leben«, oder mit Aggression, »Dagegen protestiere ich!«. Im schlimmsten Fall kommt es zur Aggression gegen sich selbst, »Ich passe mich halt an«, und damit unterdrückt man sich selbst.

All solche Gedanken- und Gefühlsreaktionen blockieren unsere Energie. Das Fatale dabei ist, dass uns im Verlauf des Lebens dann immer weniger Mana zur täglichen Verfügung steht. Denn nach dem Gesetz »Alles geht an den Ort des geringsten Widerstands«, schlucken diese (Eigen-)Blockaden immer mehr Energie und zementieren negative Muster.

Sie kennen derartige Einstellungen und Abläufe sicherlich selbst: »Hoffentlich stecke ich mich nicht auch mit der Grippe an«, denken wir. Dieser Gedanke schluckt Energie: Wenn wir ihn öfter denken, geht immer mehr Energie in die Befürchtung, die hinter diesem Gedanken steckt. Unsere Widerstandskraft wird damit vermindert

– weil die Mana-Energie ja in großem Umfang im negativen Gedankenmuster aufgesogen wurde –, und folgerichtig stecken wir uns wirklich mit Grippe an.

Der nächste, nur scheinbar folgerichtige Gedanke lautet: »Ich hab' es ja gewusst!« Damit verstärken wir erneut den unnötigen Energieverlust. Manche Menschen mögen in einer solchen Situation denken: »Aber ich habe doch Recht gehabt!« Ja und nein. Wenn das geistige Gesetz verstanden worden ist, denken wir in der beispielhaften Situation: »Ich werde mich nicht anstecken, denn ich habe genügend Widerstandskräfte in mir«, und wir werden wirklich nicht krank. Auch jetzt haben wir anscheinend Recht behalten. Es geht also nicht darum, ob wir Recht behalten oder uns in unseren Gedankenmustern bestätigt finden, sondern darum, die geistigen Gesetze zu verstehen und zu unserem Nutzen anzuwenden.

Die moderne Physik hat bestätigt, was die Mystiker seit alter Zeit berichtet haben, dass sich nämlich alles, sowohl grobe Materie wie auch feinere Strukturen, in ständiger Schwingung befinden. Jeder Partikel, jedes Feld, jeder Geist in diesem unendlichen Universum hat seine spezifisch eigene Schwingung.

Grenzen, die wir in der Materie wahrnehmen, spüren wir nur deshalb, weil zum Beispiel die Moleküle der Wand ein ähnliches grobstoffliches Schwingungsmuster aufweisen wie die Moleküle unserer Hand. Für unsere Hand ist die Wand eine Grenze, aber nicht für unsere Gefühle und Gedanken. Wir können uns in Gedanken und Gefühlen, in Träumen und Visionen leicht und weit jenseits der Wände bewegen, die uns im Moment körperlich umgeben mögen.

Wir können in Sekundenbruchteilen in Gedanken auf Hawaii, auf dem Mond oder in inneren spirituellen Ebenen sein, wenn wir gelernt haben, unsere Aufmerksamkeit zu lenken. »Energie folgt der Aufmerksamkeit!« Manche Menschen haben »trainiert«, anderen über weite Entfernungen eine Botschaft zu »funken«, die ankommt.

Das ist tatsächlich eine Frage des Willens und des Trainings. All unsere Gewohnheiten sind Gedankenmuster, die wir durch meist völlig freie Entscheidungen selbst geschaffen haben. Also können wir sie auch selbst überprüfen und gegebenenfalls wieder ändern.

Für die Abenteuerschamanen Hawaiis ist dieses Leben ein »Spiel«. Das heißt nicht, dass sie es nicht ernst nehmen, sondern dass sie in jedem Moment dessen bewusst bleiben, dass sie ihre Gedankenmuster und Gefühlsreaktionen selbst bestimmen. Sie selbst kreieren die Spielregeln, nach denen ihr Lebensspiel abläuft.

Gedankenmuster stellen zunächst einmal eine Form der Begrenzung dar. Andererseits sind sie grenzenlos austauschbar! So kann immer wieder ein neues Spiel, ein neues Leben entstehen. Nichts muss sich wiederholen, nichts im Leben muss eintönig oder gar anstrengend sein. Sie können Ihr Leben jederzeit in großem Umfang ändern, hier und jetzt, wenn Sie nur wollen.

Sie vermögen sehr viel zu ändern:

- Ihre körperliche Haltung, die Freude, Mut und Kraft ausdrücken und diese Qualitäten dadurch gleichzeitig erschaffen kann – oder ein Sich-einfach-Hängenlassen.
- Ihre Umgebung in Wohnung oder Haus, indem Sie eine harmonische Atmosphäre schaffen, eine angenehme, nicht übertriebene Ordnung halten, oder auch, indem Sie sich nach einer hübscheren Bleibe umsehen, als Sie sie jetzt vielleicht bewohnen.
- Sie können selbst bestimmen, ob Sie auf negative äußere Einflüsse genauso reagieren, oder ob Sie das Gute suchen und

sehen und Ihr Gemüt mit positiven, fröhlichen Gedanken und Gefühlen erheben (was dann Ihre Umwelt ebenso »erhebt«!).

- Ihre täglichen Handlungen, das, was Sie anderen Menschen sagen und auch wie Sie es sagen, können Sie selbst so oder so »polen«.

Das ist nur ein sehr kleiner beispielhafter Ausschnitt aus all den Möglichkeiten zur Veränderung. Es lässt sich eine Art Faustregel der Veränderung formulieren: Je grobstofflicher die Schwingung ist, desto eher stoßen wir an Grenzen. Je feinstofflicher die Schwingung ist, desto mehr Spielraum hat unser freier Wille, zu verändern, neu zu schaffen, selbst zu kreieren.

In der Praxis heißt das, dass wir nicht ohne weiteres ein Telefon in einen Stuhl verwandeln oder mit dem physischen Körper durch eine Wand gehen können. Wir haben es aber selbst in der Hand, was wir essen, trinken, denken, fühlen, sprechen und unternehmen, und damit bestimmen wir selbst zum Beispiel, wie gesund wir sind, wie fröhlich, wie spirituell offen und so fort. Jeder Mensch, jedes Selbst, hat jederzeit die absolute Freiheit, Gott oder das Unaussprechliche zu suchen, sich selbst für die positiven Energien zu öffnen, das eigene Leben unter das Motto von Hilfe und Liebe zu stellen. Wir alle haben jederzeit völlige Freiheit, die ursprüngliche Harmonie der Schöpfung zu leben und zu fördern.

Haben Sie schon einmal gesagt: »Das halte ich nicht für möglich«? Warum sollte das damals nicht möglich gewesen sein? Sie können derartige gedankliche Begrenzungen aufheben und sich gestatten, es für möglich zu halten, auch wenn Ihr Verstand im Augenblick noch nicht zu folgen vermag.

»Viele Menschen haben Probleme mit der Partnerschaft, aber alles, was du tun musst, ist, dich umzudrehen und mehr Liebe in deine Beziehung einzubringen. Viele Menschen sagen mir dann: ›Das habe ich schon gemacht‹, und ich antworte ihnen: ›Aber noch nicht genug, da steckt noch so viel mehr (Liebe) in dir, du hast noch nicht einmal halb so viel gegeben, wie du hast. Es liegt nur daran, dass du noch nicht genug lieben willst.‹« Dieses wörtliche Zitat, diese Aufforderung, mehr zu lieben, bat Ali'i mich eindrücklich, Ihnen ans Herz zu legen. Bedenken wir, dass wir derzeit nur etwa zehn Prozent unseres geistigen Potenzials nutzen und neunzig Prozent brachliegen. Sie selbst entscheiden, ob Ihnen die zehn Prozent genug sind, oder ob Sie mehr Ihres eigenen Potenzials nutzen möchten.

In der Tradition der Kahunas arbeiten die Schamanen mit den neunzig Prozent des geistigen Potenzials, die bislang nicht genutzt werden. Dabei gewinnen sie Zugang zu Bewusstseinsschichten oder -ebenen, die in unserer Kultur als »Unbewusstes« und »Unterbewusstes« bezeichnet werden. Die hawaiischen Heiler lösen unsere unbewussten und unterbewussten Grenzsetzungen dort auf, wo sie entstanden sind.

Was will ich ändern?

Der Sinn der Übung besteht darin, dass Sie sich dessen bewusster werden, was Sie wirklich wollen und wo Sie im Vergleich dazu heute sind. Legen Sie sich eine Liste mit der Überschrift: »Was will ich ändern?« an.

1. Frage:
Was will ich in meinem Leben auf längere Sicht nicht mehr akzeptieren?

a) privat b) beruflich c) in der weiteren Umgebung

2. Frage:
Was will ich ab sofort nicht mehr hinnehmen?
a) privat b) beruflich c) in der weiteren Umgebung

3. Frage:
Was will ich erreichen?
a) privat b) beruflich c) in der weiteren Umgebung

Wenn Sie Ihre Antworten gefunden haben, entspannen Sie sich, nehmen Verbindung mit ihrem Ku auf (dem unteren Selbst; siehe auch drittes Kapitel) und bitten es um Mithilfe bei der Änderung Ihrer Gedankenmuster zur Überwindung von Grenzen. Fühlen Sie, wie Sie es empfinden, das Ziel bereits erreicht zu haben. Intensivieren Sie dieses Gefühl! Fügen Sie abschließend hinzu: »Das ist es, was ich wirklich will! Dieses oder etwas Besseres werde ich erleben, aber etwas Geringeres werde ich nie wieder akzeptieren.«

Hilfe der Kahunas: ***Harmoniemittel Noni, Popolo.***

Viertes Energiegesetz

»Jetzt ist der Augenblick, Ihre Kraft zu nutzen.« *(»Your moment of power is now!«)*

In den westlichen Gesellschaften werden wir »belohnt«, wenn wir Geboten folgen, und »bestraft«, wenn wir es unterlassen. Da es uns Menschen schwerfällt, ständig irgendwelche Regeln zu beachten, häufen sich offenkundige oder subtile Strafen, und es entstehen Schuldgefühle. Daraus erwächst ein Mangel an Selbstwert, wir beginnen, uns selbst zu verurteilen und als ungenügend zu betrachten. All das zieht immer mehr Lebensenergie ab, blockiert den Mana-Fluss, und wir fühlen uns oft wie ausgepumpt oder wie in einem tiefen, dunklen Loch.

Eine Richtung der Psychologie vertritt den Ansatz, dass wir alle arme Opfer der Umstände und durch frühkindliche Prägungen in Familie und Gesellschaft in Gedankenmustern, Gefühlsreaktionen und Verhaltensstrukturen bereits fast unabänderlich festgelegt seien. Mit dieser Auffassung wurde selbst ein Mindestmaß an Eigenverantwortung verabschiedet. »Weil mich meine Eltern nicht genug geliebt haben, verhalte ich mich jetzt asozial (und verdiene deshalb auch keine Bestrafung, selbst wenn ich andere Menschen schädige).« Hier ist nicht der Ort, um auf das außerhalb der »Norm« stehende Verhalten vieler Menschen in unserer Gesellschaft näher einzugehen; offensichtlich ist jedoch der ungeheuer große Bedarf an individueller und sozialer Heilung.

Solche Einstellungen legen es natürlich nicht nahe, dass wir eigene Kraft zur Verfügung haben, die wir jetzt und hier selbstbestimmt anwenden können. Im Gegenteil, sie blockieren unsere Lebensenergie nachhaltig. In östlichen Traditionen ist oft vom Gesetz des Karma die Rede. Dieses Gesetz von Ursache und Wirkung besagt, dass die Energie von Gedanken, Gefühlen, Worten und Handlungen eines Menschen, die sich in einem Leben nicht hat auswirken können, »gespeichert« wird. Aus diesem Speicher, der stetig anwächst, weil in immer neuen Leben immer neue Energieimpulse dazukommen, fließt ein geringer Teil jeweils in ein Menschenleben hinein und bestimmt darin etwa drei Viertel aller Umstände. Das vierte Viertel steht dem freien Willen offen.

Damit legt uns unsere Vergangenheit in hohem Maße fest, und wir können nur in einer bewusst gestalteten Gegenwart etwas Neues für die Zukunft schaffen. Das Gesetz des Karma wird häufig als unentrinnbares Gefängnis angesehen, das jegliche schöpferische Aktivität lahmt und Menschen fatalistisch werden lässt. Ein falsch verstandenes und falsch gelebtes Karma-Gesetz führt zur Blockade von Energien.

Die Kahunas sehen dieses Thema völlig anders. Nicht die Vergangenheit – weder die frühkindliche noch die aus etwaigen früheren Leben – hat bewirkt, was Sie gerade jetzt erleben, sondern Ihre Gedankenmuster und Entscheidungen über sich selbst und Ihre Umgebung lassen in jedem neuen Augenblick wieder oder neu entstehen, wer Sie sind und wer nicht, was Sie haben und was nicht.

Der Augenblick ist entscheidend, denn in jedem neuen Moment können Sie mit der Veränderung beginnen. Sie sind nicht gefangen! Sie sind weder lebenslang programmiert noch lebenslang schuldig (schon gar nicht von einer anonymen und globalen »Erbsünde« belastet). Sie können Ihr Leben ändern, jetzt, in diesem Augenblick!

In dem Maße, in dem Sie Ihre Grundhaltung zu sich selbst und zum Leben verändern, verändern Sie Ihre Welt.

Das vierte Energiegesetz bringt zum Ausdruck, dass Sie nicht warten dürfen, wenn Sie etwas ändern wollen, sondern genau jetzt, in dieser Sekunde, während Sie diese Zeilen lesen, damit anfangen sollten.

Den Überschuss an Mana, der Ihnen zur Verfügung stehende Lebensenergie, die nicht anderweitig gebraucht wird, sollten Sie jetzt darauf ausrichten, zu handeln. Kraft nutzt nur, wenn sie angewandt wird. Kraft muss fließen, um zu wirken. Warten Sie nicht bis zu einem späteren Zeitpunkt, der vermeintlich günstiger ist, oder wenn Sie sich stärker zu fühlen hoffen. Jetzt ist der Augenblick, Ihre Kraft einzusetzen. (Im vierten Kapitel beschreibe ich, wie man diese Kraft, Mana, schafft beziehungsweise auflädt und wie man mit »Überschuss« an Energie sinnvoll umgeht.)

Wagen Sie einen Versuch. Nehmen wir an, das Verhältnis zu Ihrem Chef ist derzeit gespannt und belastet Sie. Nach dem ersten Gesetz, dem zufolge die Energie der Aufmerksamkeit folgt, könnte Ihre Energie in belastenden Gedanken über den Chef blockiert werden, sodass er sich zum Albtraum auswächst.

Wenn Sie sich aber nur ein klein wenig öffnen und Ihren Sinnen gestatten, alles, was im Moment ist, wahrzunehmen, dann hören Sie zum Beispiel mit einem Mal, auch während Sie noch über den Chef nachdenken, gleichzeitig die Vögel zwitschern, Sie fühlen die Wärme der Sonnenstrahlen auf Ihrer Haut, Sie lauschen dem Wind in den Blättern der Bäume, riechen den Duft der Blumen und erkennen, dass Ihre derzeitige Welt nicht nur aus den Gedanken an den Chef, sondern aus so vielem mehr besteht.

Wie von selbst verschwindet das Problem »Chef« aus dem Brennpunkt Ihrer Aufmerksamkeit, und Ihnen fließt wieder neue Energie zu. Ihr Blickwinkel vergrößert sich. Sie selbst entscheiden, ob und wie Sie diese Energie in diesem Moment nutzen wollen. Jeder Augenblick kann ein Augenblick der Erleuchtung sein! Wenn wir mit unserer Aufmerksamkeit ganz hier sind und sie einsetzen, um unsere Kraft frei und gezielt ausgerichtet fließen zu lassen, dann leben wir ganz im Augenblick des »Jetzt« und öffnen uns für Harmonie und Neues.

Fünftes Energiegesetz

»Lieben heißt, dass Sie mit sich selbst glücklich sind.« *(»Love means loving yourself!«)*

Der Weg des Kahunas sagt zunächst: »Tue alles, was du tust, mit Liebe.« Das »funktioniert« meistens jedoch nur, wenn Sie mit sich selbst im Reinen sind, wenn Sie glücklich sind, wenn Sie sich selbst angenommen haben. »Liebe deinen Nächsten wie dich selbst«, sagte JESUS CHRISTUS. Die Liebe für das eigene Selbst ist eine notwendige Grundlage dafür, andere Menschen zu lieben.

Glück ist nach der Auffassung der Kahunas, im Moment zu sein, im freien Fluss der Energie, sich für das Leben zu öffnen. Glück ist, dem Tag offen zu begegnen, sich voller Leichtigkeit auf das einzulassen, was er bringt. Einige sehr einfache Übungen und wirksame unterstützende Heilmittel dienen dazu, Negativität, Befürchtungen, Sorgen und Ängste nicht mit Energie zu »füttern«, sondern die Energie in den freien Fluss zu bringen. Bei den Übungen handelt es sich im Wesentlichen um die Reinigungsübungen, die ich im vierten Kapitel darstelle. Aber auch ganz spezielle Atemübungen sind sehr wirksam. Die Harmoniemittel sind Noni und Essiak.

Sie können Liebe erst leben, wenn Sie sie in sich selbst erfahren haben. Liebe entsteht aus einem Überfluss an Mana, der sich verschenken will wie eine Blume, die ihren Duft auch unablässig ausströmt, ob ihn jemand riecht oder nicht.

Eine junge Klientin in meiner Praxis klagte über Lustlosigkeit und Energiemangel. Nichts bereitete ihr mehr Vergnügen und Freude, sie war wirklich niedergeschlagen, ihre Ehe wackelte. Im Gespräch wurde deutlich, dass sie ihrer Mutter nicht vergeben konnte, weil sie von ihr beherrscht und kontrolliert worden war.

»Ich hasse meine Mutter; ich hasse sie!« rief sie, und die Tränen liefen ihr über die Wangen. Die Kahuna-Tradition heilt mit Liebe. Als sie all ihre Hassgefühle gegen die Mutter herausgeschrien hatte, war sie erschöpft (Sie wissen, warum: Ihre Energie war ihrer Aufmerksamkeit gefolgt und durch die Hassgefühle abgesogen worden). Aber ihr Widerstand gegen die Mutter war ebenfalls gelockert und ihr Herz offener.

In diesem Augenblick habe ich sie ermuntert zu beten, einfach um Hilfe von »oben« oder »innen« zu bitten. Die Klientin tat dies, daraufhin veränderte sich die Energie im Raum umgehend. Es trat eine tiefe Stille ein, und lange Zeit schwiegen wir. Dann sagte sie: »In meinem Herzen ist ein Strahlen.« Sie ließ sich immer inniger darauf ein und begann es zu genießen. Als sie ging, fühlte sie sich schon ganz verändert. In der zweiten Sitzung teilte sie mir mit, dass sie sich schon kräftiger fühlte, neue Pläne schmiedete, wieder Tennis spielte. Ihr Mann meinte, er habe eine neue Frau.

Das ist kein Einzelfall. Aus jahrelanger Erfahrung weiß ich, wie Liebe von innen heraus den ganzen Menschen heilen kann, wenn wir es genügend wollen.

Sechstes Energiegesetz

»Ihre volle Macht kommt von innen.« *(»Your power is within!«)*

Macht, Energie, »power« ist das, was die Hunas »Mana« nennen. Mana schließt auch die Begriffe »Kraft«, »Autorität« und vor allem »Lebensenergie« ein. Die Kahunas lehren, dass wir Mana durch bewusstes Atmen klären, fließen lassen und verstärken können, aber dass auch unsere bewussten und unbewussten Entscheidungen zu einer Abnahme oder Zunahme, zu einer Schwächung oder Stärkung, zum freien Energiefluss oder zur Blockierung von Mana führen.

Wo kommt die Kraft her? »Von innen«, sagen die Kahunas. »Niemand macht eine Erfahrung, die nicht für ihn bestimmt ist«, lautet eine grundlegende Einsicht der hawaiischen Heiler. Damit werden wir auf unsere Eigenverantwortung hingewiesen und darauf, dass alles, was in unserem Leben geschieht, nicht nur mit uns irgendwie »zu tun hat«, sondern dass alles in unserem Leben unmittelbar mit der Lebenskraft zusammenhängt, auf die letztlich kein anderer als nur wir selbst Einfluss ausübt!

Durch das, was Sie glauben, wünschen, befürchten oder bezweifeln, kreieren Sie Ihre Realität. Jeder Mensch hat gleichviel »Macht« wie ein anderer. Jeder Mensch bestimmt ganz allein für sich, wie sein Leben in seiner Welt aussieht. Keiner ist »Opfer« einer Außenkraft, die schicksalhaft wirkt. Diese Auffassung stellt bei den Kahunas eine wesentliche Grundlage für die spirituelle und physische Heilung dar. Wieder sei Ali'i wörtlich zitiert:

»Wenn du aus negativen Erfahrungen nicht lernst, wird das zunehmend schmerzhaft. Es tut dir so weh, dass du dann wie taub wirst. Eine ›mentale Hornhaut‹ wächst über diese Schmerzen. Manchmal scheint dich das nicht zu beeinflussen, doch es bleiben Narben, die jetzt gerade vielleicht nicht weh tun, aber später sehr wohl. Werde diese Erfahrungen und ihre schmerzhaften Folgen los!« Wie man dies bewerkstelligt, dazu finden Sie mehr im Abschnitt mit den Reinigungsübungen, also im vierten Kapitel.

Wenn wir demnach die Macht gehabt haben, unser Leben so zu gestalten, wie es jetzt gerade ist, wir also selbst und allein dafür verantwortlich sind, folgt daraus auch, dass wir selbstverständlich die Macht haben, es zu verändern, wenn wir feststellen, dass eine andere Realität schöner für uns wäre.

Mitleid für andere oder Selbstmitleid ist immer ein Gefühl, das Energie absaugt, weil wir subjektive Leiden zu unserem eigenen Lernprogramm addieren und uns damit unnötig belasten, ohne irgendjemandem damit zu dienen oder zu helfen. Mitleiden »bringt nichts«. Wir fixieren uns oder andere in Opferrollen, anstatt die verfügbare Energie, Mana, zur konstruktiven Veränderung zu nutzen. Etwas anderes ist es, mitzufühlen und daraus konkrete Konsequenzen für unser Handeln zu ziehen.

Wer vorgibt, machtlos zu sein, seinem Schicksal hilflos ausgeliefert zu sein, und sich »hängen« lässt, ist nicht ehrlich mit sich selbst. Die Wahrheit ist: Er oder sie will gar nichts an seiner beziehungsweise ihrer Realität ändern, aus welchen Gründen auch immer.

Für die Schamanen Hawaiis hat aber auch alles, was uns umgibt, Macht oder Mana – seien es Wind oder Wolken, Bäume oder Erde, Sterne oder das ganze Universum. Respekt und Liebe vor der Macht des anderen lässt uns mit allem, was existiert, liebevoll umgehen. Wir vermeiden dann ganz bewusst, irgendjemandem unseren Willen aufzuzwingen, sondern bemühen uns, mit der Energie des anderen in Einklang zu gelangen.

Wenn Sie sich der Tragweite dieses Gesetzes bewusst werden, dann können Sie wirklich schöpferisch tätig sein. Je intensiver Sie Ihre eigene Macht und Autorität fühlen und mit keinem Gedanken bezweifeln, desto schneller wird das erschaffen, was Sie zu schaffen wünschen. Eine Voraussetzung dafür bleibt der Grundsatz: »Niemanden und nichts verletzen, immer helfen«.

Vielleicht möchten Sie sich von wenigen Sätzen oder Affirmationen, die mir sehr geholfen haben, ebenfalls unterstützen lassen. Diese Affirmationen tragen eine hohe Energie in sich, die in Ihnen reifen kann und durch die Sie selbst ebenfalls reifen können.

Worte an mein höheres Selbst *und mein unteres Selbst:*

Ich liebe und verehre dich. Ich gebe dir alles zurück, alle Liebe, alle Kraft. Durch diese Kraft, die du bist, gebe ich dir die Vollmacht, die Erfüllung jedes meiner Wünsche sichtbar zu machen. Ich beanspruche keine Kraft als meine eigene, sondern lasse dir Raum, zu meiner in allem sieghaften Gegenwart in meinem gesamten Leben zu werden. Ich erkenne deine Macht und Autorität und Kompetenz an. Wenn ich mein Bewusstsein darauf ausrichte, etwas zu vollbringen, so bringst du die Erfüllung in meinem Leben hervor; sogar in Gedankenschnelle. Ich weiß, dass du Herrscher über Zeit und Raum bist. Daher kannst du deine umfassende Vollkommenheit augenblicklich in sichtbare Tätigkeit umsetzen. Ich lebe unerschütterlich in der vollen Anerkennung dieser Wahrheiten, jetzt und immerdar. Ich erlaube meinem Verstand nicht zu wanken, denn ich weiß endlich: Wir sind eins. Ich bin alles, was du bist. Wir sind alles, was da ist, überall gegenwärtig, sichtbar und unsichtbar.

Hilfe der Kahunas: ***Harmoniemittel Awa.***

Siebtes Energiegesetz

»Die Kraft Ihres Wirkens beweist, wie Sie aus der Wahrheit leben.« *(»Your efficiency is the proof of truth.«)*

Die Kahunas erheben nicht den Anspruch, dass ihre Weisheit, dass ihre Methoden und Mittel immer und überall wirken und heilen. Sie meinen nicht, ein perfektes System zu besitzen, das stets exakt funktioniert. Vielmehr bleiben sie geistig beweglich, einfühlsam und offen dafür, die Wege zu gehen, welche für den individuellen Menschen in seiner jeweiligen Situation die Richtigen sind.

Sie beachten dabei die Grundsätze, die Sie bereits kennengelernt haben: das Ziel mit Liebe und im Respekt für alles andere zu verfolgen. Wenn wir so vorgehen, können wir unsere Ziele friedvoll und in Liebe erreichen und unser Ankommen genießen.

Missachten wir die Tatsache, dass Liebe die stärkste und heilsamste Schwingung ist, und wenden wir Gewalt an (sei es gedanklich, mit Gefühlen oder körperlich), ziehen wir Gewalt an, die uns erreicht. »Wer Wind sät, wird Sturm ernten.« Dann werden wir nichts genießen können.

»Wer heilt, hat recht.« So lautet ein Satz aus der westlichen Naturheilkunde, den auch die hawaiischen Heiler unterschreiben können. Es bleibt unerheblich, ob wir uns an eine Technik halten oder gar an ein Dogma glauben. Wichtig ist nur, Ziel und Weg der Liebe und der Heilung zu widmen, der Annahme seiner selbst, um daraus anderen wirklich helfen zu können.

Geben Sie niemals auf! Gleich, was Koryphäen sagen mögen, egal, was die Schulweisheit zu einem Menschen und seinen Aussichten meint: Die Liebe überwindet alles. Die Liebe heilt alles. Die Liebe erlöst alles. Geduld ist übrigens ein wichtiger Aspekt der praktisch gelebten Liebe.

Wenn ein Weg nicht zum Ziel führt, wenn ein Mittel keine Erfolge zeigt, dann suchen Sie nach einem anderen Pfad und einem neuen Mittel. »Wer immer strebend sich bemüht, den können wir erlösen«, wusste GOETHE im Faust. Sagen Sie einfach zu sich selbst mit Ali'is Worten:

»Ich bin nun mit dem Vater; in dem ich lebe und mich bewege und mein Sein habe. Ich begebe mich nun an meinen rechten Platz. *Vertraue einfach darauf!*«

Haben Sie einmal die Liebe in sich berührt, haben Sie einmal tief innen erfahren, was es bedeuten kann, sich selbst wirklich zu begegnen und zu entdecken, dass der Kern und das Wesen und das Fundament aller menschlichen Seelen Liebe ist, dann werden Sie frei, frei von Sorgen und Zweifeln, von Bewertungen und Ängsten. Dann beginnen Sie, durch sich hindurch und damit auch in die Welt um Sie herum das quellen und fließen zu lassen, was Ihre innerste Natur ist: Liebe.

Die Kahunas sind nach meiner persönlichen Erfahrung dort angekommen, in der allgegenwärtigen und immer schöpferischen Liebe. Daher »funktioniert« auch ihr Weg.

Das Eine Gebot: »Niemals verletzen, immer helfen!«

Die christliche Tradition kennt Zehn Gebote, die Tradition der Kahunas indes nur eines: Niemals verletzen, immer helfen. Dieses Eine Gebot widerspricht natürlich den Zehn Geboten nicht, aber es weist zu diesen einen bedeutsamen Unterschied auf: Dieses Eine Gebot bezieht sich vor allem auf mich selbst!

Die einzige «Sünde«, welche die Kahunas kennen, ist die, sich selbst zu verletzen. Nach ihrer Anschauung verletzen wir, wenn wir gegen andere aggressiv sind, letztlich immer uns selbst. Bereits der Impuls, den anderen Menschen zu verletzen, rührt ihrer Ansicht nach daher, dass wir uns selbst ablehnen und unsere Entwicklung sabotieren. Dies ist eine Verneinung von Liebe.

Die Anfangsformel unserer Zehn Gebote, »Du sollst nicht ...«, lenkt unsere Aufmerksamkeit und damit unsere Energie nach außen, von uns fort. Alles in unserem Leben hat aber seinen Ursprung in uns.

Täglich erlebe ich in meiner Praxis, wie viele Menschen unter unbewussten Eigenverletzungen und Energiemangel leiden. Je schlechter sie sich fühlen, desto schwerer fällt es ihnen, Hoffnung und Kraft für einen neuen Auftrieb zu gewinnen.

Ein Ausweg aus diesem Dilemma besteht darin, dass Sie beginnen, ganz bewusst jeden verletzenden Gedanken zu vermeiden. Dazu sollten Sie die Segnungen des Gebets nutzen. Beides wird Ihnen sehr rasch und deutlich spürbar helfen, neuen Mut zu schöpfen.

Es kommt in erster Linie nicht darauf an, ob Sie ein schwaches Herz, einen müden Darm oder einen angeschlagenen Magen haben. Deren Symptombehandlung folgt im zweiten Schritt. Für die hawaiischen Heiler ist vielmehr die Erhaltung und Erzeugung von Mana wichtig sowie die Kooperation des unteren und des höheren Selbst mit dem mittleren Selbst des Tagesbewusstseins.

Ich habe herausgefunden, dass es mir, wenn ich versuche, dieses Eine Gebot der Kahunas zu befolgen, gut geht und ich mit mir und meinem Leben zufrieden bin. Bemühen Sie sich bewusst darum, sich selbst und andere nicht zu verletzen, versuchen Sie sich selbst und anderen zu helfen, wo und wie und wann immer das möglich ist!

Alles, was wir aus uns hinauslassen, kommt zu uns zurück. Ein böses Wort wird Sie ebenso wieder erreichen wie ein liebevoller Gedanke oder eine gute Tat. So schaffen Sie eine neue, schöne, liebevolle, kräftigende, heilende und harmonische Energie, die Sie Ihr ganzes Leben hindurch begleiten und nähren wird.

3
Kane, Lono und Ku

Das Menschenbild der Kahunas: ***das höhere, das mittlere und das untere Selbst.***

Sie selbst haben und sind so viel: Erleben und nutzen Sie das!

»Versteht bitte, dass vieles von dem, was die Hunas auf Hawaii glauben und wissen, unausgesprochen bleibt. Das ist der Hauptgrund, warum Außenstehende die Weisheit der Kahunas nicht lernen konnten. Nach ausländischen Maßstäben sind unsere Menschen arm, weil sie nicht viele Güter besitzen. Was die Ausländer nicht verstehen ist, dass auch sie in Wirklichkeit nichts besitzen. Eine Zeit lang haben sie ein Haus, ein Auto, einen Hund, Geld – und dann gehen sie wieder. Wir können nichts besitzen oder haben außer uns selbst.«

Das Bild der drei Ebenen oder Formen des Selbst – Kane, Lono und Ku – wurde geschaffen, so sagte mir Ali'i, von dem auch das Zitat oben stammt, damit der Verstand es einfacher hat, zu begreifen, dass wir ein geistiges Wesen sind, und damit wir uns leichter aus der scheinbar so dichten materiellen Ebene lösen können.

»Der Mensch gleicht einem Samen, zum Beispiel dem Samen eines Baums. Wenn wir den Samen naturwissenschaftlich analysieren, stellen wir seine chemischen Bestandteile zwar fest, aber den in ihm angelegten Baum können wir nirgendwo finden. Pflanzen wir den Samen jedoch in einen geeigneten Boden und warten voller

Geduld, entsteht ein wunderschöner, großer Baum, von dem wir nie vermutet hätten, dass er im Samen steckt. Der ursprüngliche Same aber »verschwindet«, er löst sich im Baum auf.«

So sehen die Kahunas den Menschen, sein Wachstum und sein Leben. Vereinen sich die drei Selbste als Symbole dreier, deutlich unterschiedener Bewusstseinsebenen des Menschen, so entsteht etwas Neues, Großes.

»Sich auf die Weisheit der Kahunas einzulassen und mit ihrem Wissen zu arbeiten, heißt: Ja, ich will wachsen. Ja, ich will ein ganzer Baum werden!«

Eine Annäherung an das Menschenbild der Kahunas

Die hawaiischen Schamanen sehen, dass in jedem Menschen drei »Selbste« wirken, die sie »Kane«, »Lono« und »Ku« nennen. Die deutsche Übertragung als »höheres« »mittleres« und »unteres« Selbst bleibt leider recht unvollkommen.

Das *Ku*, das »untere Selbst«, ist wie unser Kumpel, wie ein Freund oder Partner, zugleich aber auch ein Helfer und Wächter. Über das »untere Selbst« erfahren wir unsere Gefühle.

Das *Lono,* das »mittlere Selbst«, bezeichnet unser Tagesbewusstsein, also Denken, Planen, Sprechen und Handeln. Damit gehören alle bewussten Entscheidungen hierher. Das »mittlere Selbst« ist unsere Kontrolle und unser Wille.

Das *Kane*, das »höhere Selbst«, ist die Quelle für die reine geistige Essenz. Es bezeichnet unseren »göttlichen Funken«. Es ist die »Seele«, unser spirituelles Sein, das immer war und immer sein wird.

Das Ku schwingt langsamer und »niedriger«, das Lono schneller und »höher«, das Kane am schnellsten und »höchsten«. Ziel der Arbeit der Kahunas ist es, von der jeweils höheren Schwingungsebene aus die Schwingung des darunter befindlichen Selbst zu erhöhen. Das Kane wirkt also auf das Lono ein, um es auf seine höheren Schwingungen einzustimmen, und das Lono wirkt auf das Ku ein, um dessen Schwingung zu erhöhen.

Die Kahunas sagen, dass es leichter sei, zu erfassen, was diese drei Aspekte oder Ebenen unseres Bewusstseins wirklich sind, wenn wir ihre Funktionen, ihre Aufgaben und Wirkungsweisen erkennen und erleben, als wenn wir versuchten, Ku, Lono und Kane rational zu definieren.

In den Industrienationen des Westens werden wir in Gesellschaften groß, die ein besonderes Gewicht auf die Ausbildung und die Anwendung des Verstands, der Logik und des Intellekts legen. Deshalb sind wir fast immer darauf eingestellt, den Herausforderungen im Leben vom Kopf her zu begegnen. Das führt zu vermeintlich rational begründeten Auseinandersetzungen und letztlich zu Kampfsituationen. Mit unseren Gefühlen stehen wir jedoch ganz alleine da. Wir haben häufig noch nicht einmal gelernt, sie überhaupt offen wahrzunehmen, geschweige denn, mit und aus ihnen ganz natürlich zu leben oder sie sogar im Alltag liebevoll und selbstverständlich zugleich einzusetzen. Das führt dazu, dass Menschen in diesen Gesellschaften sehr oft unter einer allgemeinen Überforderung mit entsprechenden psychosomatischen Krankheitsbildern leiden.

Forschungsergebnisse renommierter Universitäten und Institute (zum Beispiel der Stanford University und des Max-Planck-Instituts) haben ergeben, dass wir, wie früher schon einmal erwähnt, nur etwa zehn Prozent unseres gesamten geistigen Potenzials nutzen. ALBERT EINSTEIN sagte bekanntlich einmal: »Meine Erkenntnisse über die Gesetze des Universums habe ich nicht auf rationalem Wege erlangt.«

Der Weg der Kahunas besteht nun, wie ebenfalls bereits erwähnt, darin, die restlichen neunzig Prozent unseres bislang nicht genutzten geistigen Potenzials zu erschließen und vermehrt zu nutzen. Er dient vor allem dazu, den Menschen, der Hilfe sucht, erfahren zu lassen, dass er sehr wohl die Kraft hat, bei einer vermeintlichen Überforderung dennoch alle Aufgaben zu erfüllen, ohne darin zu ertrinken oder daran zu zerbrechen. Wenn der Mensch auch nur einige Aspekte, nur einen gewissen Prozentsatz der bisher ungenutzten Kräfte spürt, führt allein diese Erfahrung zu einer ungeheuren Stärkung seines Selbst. Seine Gesundheitskräfte werden aktiviert, sein allgemeines Wohlbefinden verbessert sich, sein Bewusstsein gewinnt an Klarheit, dem Menschen fließt auf allen Ebenen mehr Energie zu. Darüber hinaus arbeiten die Kahunas mit blockierten Anteilen jener zehn Prozent, die uns gemeinhin verfügbar sind, und lösen dort Energiestaus auf. Dies führt ebenfalls zu verbessertem allgemeinem Wohlbefinden und zu einem bewussteren, erfüllteren Leben, wie es zuvor beschrieben wurde.

Der Sinn des menschlichen Lebens ist, in der Sichtweise der Kahunas, unsere Energie, unser Mana, wieder in den freien, natürlichen Fluss zu bringen, Blockaden zu lösen, Energie aufzubauen und zu kräftigen, sodann bewusst auf die Ziele zu lenken, die uns wichtig sind. Sie wollen uns dabei unterstützen, dieses Leben intensiv zu nutzen und uns voll für unser Lebensziel einzusetzen. Wenn wir dann eines Tages »gehen«, soll das im Bewusstsein geschehen, ein erfülltes Leben gelebt zu haben, am eigenen Lebensziel angekommen zu sein. Damit kann sich auch die Angst vor dem Tode lösen, unter der so viele Menschen leiden.

Wenn wir mit dieser Entwicklung einmal begonnen haben, öffnet sich unser Geist, und wir finden Ziele, die wir zuvor noch nicht einmal denken konnten und die im rein Geistigen angesiedelt sind. Zwei dieser Ziele sind die Loslösung von den Illusionen, die mit der Person und ihrem Ich, ihrem Ego verbunden sind, und die Bewusstwerdung und Vervollkommnung der Seele.

Die Kahunas betrachten unser jetziges Leben als möglicherweise einmalige Chance, zu einer bewussten, heilen Seele zu werden. Es ist nämlich keineswegs sicher, ob wir nach diesem Leben erneut eine Gelegenheit erhalten, uns im menschlichen Körper zur Einheit hin zu entwickeln.

Die Kahunas gehen davon aus, dass ein Zyklus von Leben, Tod und Wiedergeburt besteht, den sie »durchbrechen« wollen, um aus der unnötigen Illusion des Ich-Leidens herauszukommen. Der Kern ihrer Weisheit und der Hauptzweck ihres Heilwissens richten sich nicht vordergründig auf die Symptombehandlung körperlicher Beschwerden, sondern darauf, dass der Mensch die ursprüngliche Einheit seiner Seele mit dem Schöpfer entdeckt, sie in diesem Leben bewusst erfährt und so aus dem Kreislauf der Geburten herausgelangt.

Die Aufladung mit Mana, die Stärkung der Lebensenergie, dient unter anderem genau diesem Zweck.

Sehen wir uns nun zunächst einmal Ku, Lono und Kane, diese drei Aspekte unserer Person und Persönlichkeit, näher an. Lernen wir ihre Hauptfunktionen kennen und ihr Wirken als »selbstständige Wesen«. Alle drei hängen miteinander zusammen, und man könnte von »oben« nach »unten« gehen oder umgekehrt. Ich fange von unten her an.

Ku, das »untere Selbst«

Die Hauptfunktion von Ku auf der Gefühlsebene ist es, *Schmerz zu vermeiden, um Lebenslust und Lebensfreude zu gewinnen*.

Die Hauptfunktion von Ku auf der körperlichen Ebene ist die Steuerung der Atmung, des Herzschlags, des Blutdrucks, des Kreislaufs und der gesamten Verdauung, Entgiftung und Zellerneuerung.

Die Hauptfunktion von Ku in Verbindung mit Kane ist:
»Ku vermittelt Botschaften Kanes über Möglichkeiten und Notwendigkeiten der bewussten Entwicklung des Menschen an Lono.«

Die Hauptfunktion des Ku für alle drei Ebenen des Selbst ist die Erzeugung von Mana, von Lebensenergie und Kraft, die alle drei »Selbste« das ganze Leben hindurch benötigen.

Jedes Selbst kennt ein »Hauptwerkzeug«, mit dem es arbeitet. Die

Werkzeuge von Ku sind die Wahrnehmung durch die Sinne sowie das Speichern von Eindrücken, welche durch die fünf Sinnesorgane aufgenommen wurden. Wir können es ebenso Intuition nennen.

Das Ku speichert auch die Bewertungen, die Urteile, die Gedankenmuster, die Gefühlsstrukturen, die Verhaltensregeln, welche das Lono festlegt.

Das Ku kann nicht unterscheiden, woher Prägungen oder Erinnerungen, Emotionen oder Schmerzen kommen. Es speichert den stärksten Sinneseindruck als »besonders wichtig«, ungeachtet dessen, ob es sich um etwas im spirituellen Sinne Wichtiges handelt oder nicht.

Hier stoßen wir auf eine »Mausefalle« und zugleich auf einen Ausweg aus diesem Dilemma.

In meiner Praxis beobachtete ich häufig, vor allem bei Männern, dass sich Klienten über Politik nicht nur aufregen, sondern sich davor bisweilen auch ängstigen. Während des Golfkriegs zum Beispiel kamen Menschen wegen starker Schlaflosigkeit zu mir.

Wenn wir uns fürchten, speichert das Ku die Angstgefühle als besonders wichtig; es besitzt kein eigenes Unterscheidungsvermögen und wertet die Priorität nur nach der Gefühlsintensität.

Auch wenn morgen in der Weltpolitik etwas ganz anderes geschieht, muss sich das Ku immer noch damit herumschlagen, dass ihm durch die Angstgefühle im Zusammenhang mit dem Golfkrieg Mana entzogen wurde. Und wenn Sie glauben, vieles zu vergessen, bleiben die sensorischen Eindrücke im Speicher des Ku doch erhalten. Das ist die »Mausefalle«, die, einmal zugeschnappt, von der Maus selbst nicht ohne weiteres wieder zu öffnen ist. Der Ausweg besteht darin, durch bestimmte Reinigungsübungen und Harmoniemittel das Ku von alten, überholten Prägungen wieder zu befreien. (Darauf gehe ich im siebten Kapitel ein.)

Das Ku wird überwiegend – wenn auch häufig oder sogar fast immer unbewusst – durch das Lono gesteuert. Das »mittlere Selbst«, unser Tagesbewusstsein und unser Verstand, gibt laufend Anweisungen an das »untere Selbst«; es »programmiert« das »untere Selbst«. Dabei achtet es jedoch kaum je auf ein »Feedback«, eine Rückantwort, und bemüht sich nicht um ein bewusstes Zwiegespräch mit ihm.

Das Ku ist nicht »niedrig«, sondern von den drei Ebenen des Selbst die unterste Stufe. Die Kahunas sprechen von einem »kleinen Gott, der sich weiterentwickelt«.

Das Ku ist lieb, gewissenhaft, zuverlässig, stets willig und eifrig und offen für sein eigenes Wachstum. Für dessen Wachstum ist das Lono zuständig. Das Ku will deshalb vom Lono auch gelobt werden und wächst durch das Lob gewissermaßen, so wie sich ein kleines Kind über Zuspruch und Lob der Eltern freut. Übrigens – das Ku als kleines Kind spielt auch gern! Ku und Lono sind untrennbar miteinander verbunden, solange wir leben, und das Ku ist auf den bewussten Zuspruch des Lono immer angewiesen.

In diesen Zusammenhang gehört auch, dass wir uns grundsätzlich abgewöhnen sollten, zu schimpfen oder zu fluchen. Solche Gefühlsausbrüche stellen eine derart starke Energie dar, dass das Ku sich zurückzieht, weil es sich »schämt«. Dadurch wird unsere ganzheitliche geistige Entwicklung blockiert, da eines der drei »Selbste« auf »Tauchstation« gegangen ist.

Das Ku besitzt also einen freien Willen – zum Beispiel den, sich zurückzuziehen. Ich als Lono, als Tagesbewusstsein, muss also lernen, mich mit meinem Ku zu vertragen, es zu verstehen und lieb zu gewinnen, um es zu führen und zum Wachstum anzuleiten.

Das Ku erzeugt, wie oben kurz berichtet, Mana, die Lebenskraft des Menschen. Es teilt sein Mana mit dem Lono. Das Lono setzt diese

Energie in seinen Willen und in Entscheidungskraft um. Was durch die Umsetzung des Lono entsteht, nennen die Kahunas »Mana-Mana«. Beim Gebet, in einer Verbindung mit dem höheren Selbst, durch Meditation, sendet das Ku auf »Befehl« des Lono Mana an das Kane. Das Kane verwendet diese Kraft, um das Gebet oder das Ideal oder Ziel Wirklichkeit werden zu lassen.

Durch diese Umsetzung des Kane entsteht *Mana loa*. Die Übermittlung des Mana vom Ku an das Kane erfolgt über die Aka-Schnur. (Darauf gehe ich später in diesem Kapitel ein, nachdem wir das Kane kennengelernt haben.)

Mein Selbstbild ist im Ku angelegt. Das Ku entwickelt Gewohnheiten und Rituale. Das Ku enthält alle Emotionen, alle durchlebten Erfahrungen, alle schmerzhaften Verbote, alle Schuldgefühle, aber auch die Ursachen für alle Krankheiten. Damit ist es für Ihr physisches und psychisches Wohlergehen zuständig.

Wenn wir einmal von cholerischen Anfällen geschüttelt werden oder wenn uns Tränen des Zorns herunterlaufen, wenn wir vor Enttäuschung spontan ganz aufgewühlt sind oder »aus dem Bauch heraus« heftig reagieren (hier sind keine Schicksalsschläge wie eine Todesnachricht oder ein Unfall gemeint!), dann hat das Lono die Aufgabe, dem Ku anzuordnen, sich jetzt nicht in diesen energieverschwendenden Gefühlen zu verlieren oder sich darin zu »suhlen«. Vielmehr muss das Lono mit dem Ku die mehrfach erwähnten Reinigungs- und Kräftigungsübungen durchführen. Auch sollte das Lono dem Ku klarmachen, dass Selbstmitleid und ein Verweilen im Selbstmitleid – unter Umständen ein ganzes Leben lang –, eine Form der Eigensabotage ist und Wachstum sowie Lebensfreude verhindert.

Jeder von uns weiß sicherlich um einige Muster, die unser Wohlbefinden beeinträchtigen, die wir vielleicht sogar schon erkannt haben und dennoch nur schwer oder gar nicht loslassen können. Solche Muster führen schließlich oft zu Krankheiten und verfestigen unser »unteres Selbst« sogar noch in seinen Gewohnheiten. Diese Zementierung von Gefühlsmustern geschieht entweder, weil wir überhaupt nicht in bewusstem Kontakt zu unserem Ku stehen, oder weil wir auf unbewusste und abträgliche Weise mit ihm sprechen und ihm schlimmstenfalls unbewusst negative Programmierungen einprägen.

Dazu sei ein Beispiel gegeben. Ich habe mir vielleicht aus emotionalen Gründen das Rauchen angewöhnt – ich fühle mich allein, ich möchte mich irgendwie und irgendwo festhalten, ich möchte endlich auch einmal etwas Schönes in mich aufsaugen ... – und ich versuche immer wieder einmal, es aufzugeben. Jedes Mal falle ich in diese Sucht zurück, obwohl ich rational weiß, dass sie mir in fast jeder Hinsicht schadet. Dabei entwickle ich eine unbewusste Kommunikation vom Lono aus, vom »mittleren Selbst« her, mit dem Ku, indem ich denke: »Ich schaffe es nie, ich bin halt Raucher. Ich kann gar nicht aufhören.« Damit erhält das Ku die »Befehlsverstärkung«, genauso fortzufahren wie bisher.

Funktionen von Ku auf der Gefühlsebene

Ku, das »untere Selbst«, ist ein selbstständiges »Wesen« und handelt zunächst aus eigenem Ermessen. Es ist ansprechbar und erziehbar, und es reagiert wie ein kleines Kind. (Es entspricht aber nicht dem »inneren Kind«, das Sie vielleicht von manchen Richtungen der Psychologie kennen!) Das Ku geht von selbst auf alles zu, was für uns angenehm ist. Es wählt immer das geringere Übel und den Weg des geringsten Widerstands. Mitunter geht es jedoch auch durch Schmerz, wenn der »Gewinn« am Ende größer erscheint als das vorher zu erduldende Leid.

Wenn Sie zum Beispiel unter andauerndem Stress stehen (in Beruf, Familie, Urlaub) und dadurch unter Überlastung leiden, schickt das Ku vielleicht eine Erkältung, damit Sie sich ausruhen können und müssen (was freiwillig sonst vermutlich nicht geschähe). Aus der Sicht des Ku bringt die Erkältung weniger Schmerz mit sich als die steigende Belastung durch den Dauerstress und der absehbare stärkere Zusammenbruch. In solchen Fällen ist es sinnvoll, das Ku zu reinigen. Dem Lono bleibt die Aufgabe unter Anwendung des bewussten Willens, die Lebensführung so zu ändern, dass die Dauerbelastung abgebaut wird.

Unter Umständen bedarf es aber auch der spirituellen Führung durch das Kane, um durch höhere Inspiration dem Lono die Ideen und Möglichkeiten aufzuzeigen, wie sich die Änderung in der Lebensführung praktisch verwirklichen lässt.

Eine Nebenfunktion des Ku besteht darin, unser emotionaler »Gedächtnisspeicher« für alles das zu sein, was wir »Erinnerungen« nennen, für alle Freuden und Leiden.

Damit ähnelt Ku dem, was andere geistige Schulen den »Emotionalkörper« nennen; allerdings können wir mit unserem Ku kommunizieren; wir können es ansprechen, ihm Aufträge erteilen und es sogar erziehen. Die bewusste Verbindung zum Ku bringt eine emotionale Entlastung mit sich, ein erster Schritt zur Heilung des vorhin kurz erwähnten Überforderungssyndroms.

Eine weitere Nebenfunktion des Ku ist, als unser »Gewissen« zu wirken. Wenn unser Gewissen zu uns spricht, uns Vorhaltungen macht, uns ermahnt oder uns von etwas abhält, so bezieht es seine

Kraft aus gespeicherten Gefühlserfahrungen. Meistens handelt es sich dabei (leider) um Schuldgefühle. Das Ku versucht – gemäß seiner Hauptfunktion, Schmerzen zu vermeiden und Freude zu gewinnen –, uns auf der Ebene des »mittleren Selbst«, des Lono, so zu beeinflussen, dass wir keine weiteren Leiden mehr erleben und statt dessen unsere Lebenslust vergrößern. Damit versucht es, auf unser Denken, Planen, Sprechen und Handeln einzuwirken. Es liegt am Lono, zu entscheiden, ob es die Impulse wichtig nimmt oder nicht. »Führen sie mich weiter oder bleibe ich im Alten stecken?«

Funktionen von Ku auf der körperlichen Ebene

Da das Ku, das »untere Selbst«, alle körperlichen Funktionen direkt steuert (mit Ausnahme der dem Willen unterworfenen Muskulatur), kontrolliert es demzufolge auch alle Fehlfunktionen und kann diese auch wieder auflösen, wenn es dazu vom Lono, dem »mittleren Selbst«, die entsprechenden Anweisungen erhält.

Wenn Sie als Lono, also im Alltagsbewusstsein, nicht den Willen haben, dieses Leben voll auszuschöpfen, und die Möglichkeit dazu beitragen, dankbar anzunehmen, dann kann das Ku leider auch nicht viel dazu tun, um Sie gesund und stark werden zu lassen und zu erhalten. Das Lono ist sich dann nicht der Chance und Verantwortung bewusst, dass es aus dem bewussten Willen heraus selbst etwas tun oder unterlassen kann, etwas positiv oder negativ »programmieren« kann, das unmittelbar auf das Ku einwirkt.

Wenn Sie im Lono eine Einstellung zur Welt, zur Umgebung, zu Familie und Freunden, zu ihrem eigenen Körper und zu sich selbst und Ihrem Lebenserfolg hegen, die von Zweifel und Unsicherheit, von Sorge und Angst geprägt ist, dann teilt sich das Ihrem Ku unbewusst mit und blockiert es. Ein in seiner Kraft gemindertes Ku kann aber seine Aufgaben nicht erfüllen. Ihr Ku kann seine ureigensten Kräfte nur im Rahmen jener Zielvorgaben einsetzen, die es vom Lono erhält.

Auf diese Art und Weise, durch die Fehlvorgaben aus dem Lono, entstehen dann die Ursachen für akute und chronische Krankheiten, neurotische Muster und Programme zur Eigensabotage. Die wichtigste Frage an das Lono lautet deshalb: Was will ich wirklich, und was will ich nicht? (Darauf geht der Abschnitt über das Lono näher ein.)

Auf der körperlichen Ebene fungiert das Ku auch als Träger sowohl aller »animalischen Triebe«, also der Gier, des übermäßigen Esstriebs, von Wollust, Hass, Habgier, des Spieltriebs, als auch der Sorglosigkeit, der Ungezwungenheit und des natürlichen Vertrauens.

Funktionen von Ku als »Botschafter« von Kane

Das Ku verfolgt im Wesentlichen also drei Aufgaben:

- Schmerzen zu vermeiden – eine »Vermeidungsstrategie«,
- Freude zu erlangen – eine »Strategie der Lusterzielung«,
- Entwicklungsbotschaften von Kane, dem »höheren Selbst«, an Lono, das »mittlere Selbst«, zu geben und umgekehrt (beim Gebet erzeugt das Lono ein Bild, vermittelt es dem Ku, welches dieses Bild an das Kane weiterleitet).

Wenn Sie nie bewusst mit Ihrem Ku Kontakt aufnehmen, mit ihm sprechen beziehungsweise es zu sich sprechen lassen, dann wird Ihr Ku, Ihr »unteres Selbst«, das ganze Leben lang vor allem »Vermeidungsstrategien« verfolgen, die nur darauf ausgerichtet sind, Schmerzen aus dem Weg zu gehen. Damit ist geistiges, bewusstes Wachstum aber nicht möglich, da Energien, die frei fließen könnten, blockiert bleiben. Wirkliches Leben, das heißt Entwicklung, findet somit nicht statt.

Auch eine isolierte, automatisierte Luststrategie des Ku führt zu einem Steckenbleiben des Menschen in Mustern und Verhaltensweisen, die eine wirkliche Entwicklung behindern oder sogar verhindern. Wenn Sie nur der Luststrategie des Ku folgen, kommen Sie nie zur Ruhe und können nie wirklich bei sich selbst »ankommen«, sind Sie nie wirklich zufrieden, sondern suchen immer weiter nach luststeigernden Erlebnissen – ein wahrer Teufelskreis.

Wenn Sie mit Ihrem Ku nicht gezielt kommunizieren, werden Sie die meisten Botschaften Ihres »höheren Selbst«, die das Ku Ihnen übermitteln möchte, einfach nicht zur Kenntnis nehmen können und damit wichtige Gelegenheiten zur Entwicklung versäumen.

Das Ku besitzt drei weitere Fähigkeiten, die ich an dieser Stelle wenigstens kurz erwähnen möchte. (Das »Wie« wird weiter unten im Abschnitt über die Aka-Schnur näher behandelt.)

- Das Ku kann sich auf Objekte einstellen, ihre Energie wahrnehmen und seine sensorischen Eindrücke an das Lono weitergeben.
- Das Ku kann sich telepathisch auf Personen einstellen und sich in deren Energie einfühlen sowie ihnen unter Beteiligung des Kane Botschaften senden; über beides gibt es ebenfalls Informationen an das Lono weiter.

- Das Ku kann schließlich auf bewusste Anweisung des Lono hin den eigenen Körper heilen (indem es Energie an Körperteile oder Organe über die Aka-Schnur schickt).

Lockerung des Energieflusses im Ku

Der Sinn der Übung ist es, neue Ruhe, Frieden und Ausgeglichenheit zu finden und einen etwa blockierten Energiefluss im Ku wieder ins Strömen zu bringen – denn dies führt zu den genannten Qualitäten im Leben. Am besten täglich einmal ausführen.

- Suchen Sie sich einen ruhigen Platz, an dem Sie zehn bis fünfzehn Minuten ungestört sitzen können. Schalten Sie eventuell eine harmonische Musik ein.
- Sie setzen sich aufrecht auf einen Stuhl, ohne sich anzulehnen. Ihre Füße (ohne Schuhe) stellen Sie leicht geöffnet nebeneinander, sodass sie einander nicht berühren. Die Hände ruhen so auf den Knien, wie es für Sie bequem ist
- Atmen Sie entspannt und mühelos (nicht etwa verstärkt).
- Lenken Sie Ihr Bewusstsein in die Zehen. Nun spannen Sie im Wechsel die Muskulatur in den Zehen zwei- oder dreimal an und entspannen sie wieder, jeweils nur recht kurz. Wichtig ist, dass Ihr Bewusstsein so umfassend und intensiv wie möglich in den Zehen bleibt.
- Nun lenken Sie Ihre Aufmerksamkeit nacheinander in andere Muskelpartien des Körpers, von unten nach oben, und spannen an und entspannen wieder, wiederum zwei- bis dreimal im Wechsel und nur kurz, jeweils etwa eine Sekunde lang: Fußsoh-

len, Unterschenkel, Oberschenkel, Gesäß, Genitalzone, Unterbauch, Oberbauch, Schultergürtel, Finger, Hände, Unterarme, Oberarme, Nacken, Kiefer, Wangen, Augenzone, Ohrenzone, vielleicht noch Schädeldecke.

Sie werden sich durch diese Übung tief entspannt fühlen. Genießen Sie das und spüren Sie nach, so lange Sie mögen. (Später kommt zur Lockerungsübung noch eine Reinigungsübung des Ku hinzu.)

Hilfe der Kahunas: ***Harmoniemittel Noni, Popolo.***

Kontaktaufnahme und Zwiegespräch mit dem Ku

Die Dauer der Übung beträgt etwa zwanzig Minuten. Ihr Sinn besteht darin, durch den bewussten Dialog mit dem Ku dessen eigenständige und doch mit allem verbundene Existenz wahrzunehmen und mit ihm Freundschaft zu schließen, um sein Potenzial nutzen zu können.
Wir sprechen mit dem Ku wie mit einem kleinen Kind, dessen Vertrauen und Liebe wir gewinnen möchten.

- Setzen Sie sich bequem hin (eventuell angelehnt) oder legen Sie sich hin (ohne Musik).
- Sie haben die Augen geschlossen und atmen ganz frei und leicht.
- Sprechen Sie nun Ihr Ku an, laut und vernehmlich oder in Gedanken, zum Beispiel so: »Ich begrüße dich, mein liebes Ku.

Diese erste Begegnung mit dir möchte ich nutzen, um dir für alles zu danken, was du bisher in meinem Leben für mich getan hast. Für dein Wirken – Schmerz zu vermeiden und Freude zu gewinnen – und für deine Liebe zu mir möchte ich dir danken und dich dafür ausdrücklich loben und anerkennen. (Pause) Mir ist bewusst geworden, dass ich mich ab heute sehr viel mehr um dich kümmern möchte. Ab heute werde ich den gedanklichen Austausch mit dir regelmäßig pflegen. (Pause) Ab heute werde ich mich bewusst darum bemühen, dir so wenig Negatives wie möglich zu schicken, beziehungsweise negative Gedanken mit positiven auszugleichen, und ich verspreche dir, durch verstärkte Atemübungen mehr Mana zur Verfügung zu stellen, damit du besser arbeiten kannst.«

- Halten Sie nun inne, vielleicht ein bis zwei Minuten oder mehr, je nach Ihrem Gefühl, um nachzuspüren, welche inneren Reaktionen, Gedanken und Gefühle auftauchen mögen.
- Dann wenden Sie sich wieder an Ihr Ku, zum Beispiel mit folgenden Worten: »Ich bitte dich nun, liebes Ku, damit unsere Verbindung enger wird, mir deinen persönlichen Namen zu nennen.« Öffnen Sie Ihr Bewusstsein und akzeptieren Sie bitte den ersten Namen, der sich Ihrer inneren Aufmerksamkeit darbietet. (Wenn Sie keinen Namen erhalten, fragen Sie bei der nächsten Übung danach. Es könnte sein, dass sich das Ku beim ersten Mal noch nicht so hervortraut.)
- »Ich verspreche dir, dass ich ab heute täglich mit dir Verbindung aufnehmen werde, um zu hören, wie du dich fühlst und was dich vielleicht belastet. Ich werde versuchen, dir zu helfen, dich zu befreien, damit du und ich wie zwei gute Freunde zusammenarbeiten können.«

- Schließen Sie mit der Bitte. »Ich bitte dich nun, liebes Ku (oder: liebe/r ... = der geoffenbarte Name), die Verbindung zu meinem Kane aufzubauen, damit ich auch mit meinem höheren Selbst in unmittelbarer Verbindung kommunizieren und leben kann und wir alle zusammen in Harmonie leben dürfen.«

Hilfe der Kahunas: ***Harmoniemittel Noni, Koali.***

Spielen mit dem Ku

Ziel dieser Übung ist es, durch den spielerischen Umgang mit dem Ku und seiner Energie die eigene Existenz deutlicher zu spüren und die eigene Fähigkeit, sich auf Objekte »telepathisch« einzulassen, kennenzulernen.

Bei den folgenden Übungen ist wichtig, dass Sie keine negativen Gedanken und vor allem keine Zweifel zulassen, wie etwa »Das kann ich nie«, »Das klappt ja doch nicht« und so fort, weil Sie dann vom Tagesbewusstsein des Lono her Ihr Ku falsch programmieren.

Wählen Sie verschiedene Gegenstände für dieses Spiel, etwa einen Würfel, Streichholzschachteln, Karten oder anderes.

Würfel: Nehmen Sie einen Würfel, fragen Sie Ihr Ku, welche Zahl kommen wird, und würfeln Sie dann.

Streichholzschachteln: Nehmen Sie zehn leere Streichholzschachteln, geben Sie in eine etwas Watte hinein, mischen Sie die Schachteln gut hin und her und fragen Sie dann Ihr Ku, in welcher Schachtel sich die Watte befindet

Karten: Nehmen Sie ein Päckchen Tarotkarten, mischen Sie sie, fächern Sie die Karten im Halbkreis vor sich mit den Kartenrücken nach oben auf und bitten Sie Ihr Ku, Sie die Karte finden zu lassen, die Ihnen jetzt am meisten helfen wird. (Sie können Ihr Ku auch um das Auffinden einer ganz bestimmten Karte bitten.)
Denken Sie sich selbst weitere Spiele aus – Ihrer Phantasie sind keine Grenzen gesetzt.
Es geht bei diesen spielerischen Übungen vor allem darum, Selbstvertrauen zu lernen. Eine »Erfolgsquote« von fünfzig Prozent ist am Anfang außerordentlich gut. Das Ku sollte dafür besonders gelobt und ohnehin nie kritisiert werden.

Hilfe der Kahunas: ***Harmoniemittel Awa, Koali.***

Lono, das »mittlere Selbst«

Die Hauptfunktion des Lono besteht darin, das Ku anzuleiten und es auf eine höhere, schnellere Schwingung einzustimmen. Das Ku soll dadurch von alten Mustern, unnötigen Blockaden, falschen Strukturen und energievergeudenden Gewohnheiten befreit und zu einer höheren und harmonischeren Bewusstseinsstufe geführt werden. Viele Menschen leiden unter Minderwertigkeitsgefühlen, die oft sehr stark ausgeprägt sind. Diese können auf Anweisung des Lono im Ku gemildert oder völlig abgebaut werden.

Eine Gefahr ist dabei zu vermeiden: Das Lono darf sich im Kontakt mit dem Ku nicht auf dessen instinktive Triebhaftigkeit herunterziehen lassen.

Das Lono ist die bewusste Person, unser Tagesbewusstsein, die wertende Instanz in uns. Es meistert den Alltag und dessen Aufgaben. Es wirkt durch Denken, Sprechen und Handeln, es funktioniert nach den Regeln der Logik und der Vernunft. Das Lono ist das, was wir auch mit dem Begriff »Ich« oder »Ego« bezeichnen.

Ich entscheide als Lono, wie gehandelt wird. Alle Entscheidungen gehen vom mittleren Selbst aus. Damit gehören Verantwortungsbewusstsein, Willensstärke und Entschlusskraft für die Bewältigung unseres Lebens in den Wirkungsbereich des Lono.

Aus dem Lono entwickelt sich zunehmend die Fähigkeit, klare Entscheidungen darüber zu treffen, was wichtig und was unwichtig ist. Dazu gehören auch Entscheidungen der Person, ob und wie sie sich geistig entwickeln will. Spirituelle Anregungen und Eingebungen dafür erfährt das Lono durch das Kane, welches sich über das Ku beim Lono »meldet«.

Einmal getroffene Entscheidungen können nur vom Ku ausgeführt werden; deshalb ist es wesentlich, dass das Lono klar und liebevoll mit dem Ku kommuniziert.

Das Hauptwerkzeug des Lono ist die Imagination, die Vorstellungskraft. Die Entwicklung dieser Fähigkeit hat große Bedeutung für unsere Zukunft. Wenn Sie ein ganz klares Bild von Ihrer Zukunft haben, sich dieses Bild vor Ihrem inneren Auge vergegenwärtigen und es in Ihrem Geist aufrecht und präsent erhalten, dann kann sich dieses Bild manifestieren und materialisieren. Wir müssen selbstverständlich darauf achten, dass unser Bild keine Elemente enthält, die andere Menschen verletzen.

Über seine Fähigkeit zu imaginieren kann das Lono auf das Ku, das untere Selbst, einwirken. Das Lono kann durch positive Bilder das Ku so einstellen, dass dieses sich von überholten Bildern löst, die mit Leid und Schmerz verbunden waren, und durch die »Programmierung« mit den neuen Bildvorgaben des Lono sein Mana, seine Energie, wieder freier fließen lässt.

Das Lono ist die mitfühlende, fürsorgliche Kraft. Es sollte das Ku mit zärtlicher Behutsamkeit und zugleich Bestimmtheit erziehen und den Kontakt zum Kane, zum höheren Selbst, pflegen. Aufgabe des Lono ist auch, das Ku dazu anzuleiten, wenig Mana in seine Gefühle hineinzugeben, damit sich das Ku nach und nach auf eine höhere Ebene als die der reaktiven Gefühle einschwingen und so wachsen kann.

Im Lono wird Angst erzeugt. Angst entsteht nach Ansicht der Kahunas, weil der Mensch Schmerz befürchtet. Diese Erwartungshaltung existiert auf der Gedankenebene. Um Ängste abzubauen, können wir lernen, die Aufmerksamkeit des Lono auf Vertrauen zu richten. Dieses Vertrauen kommt aus dem Kane und wird dem Lono durch das Ku übermittelt. (Dazu finden Sie im Weiteren einen Übungsvorschlag.)

Bei Unwohlsein oder Krankheit hat das Lono die Aufgabe, die Initiative zu ergreifen, zu verstehen, was die Krankheit uns sagen will, und dann die Entscheidung zu treffen, wie nun vorzugehen ist. Außerdem ist das Lono zuständig für die bewusste Gesunderhaltung des Körpers, für gute Ernährung und richtige Bewegung und für die Ausrichtung auf geistige Nahrung.

Vertrauensübung für das Lono

Die Dauer der Übung beträgt etwa zehn Minuten. Der Sinn der Übung besteht darin, Vertrauen auf- und Ängste abzubauen. Man kann diese Übung auch zur Klärung aller anderen negativen Gefühlszustände einsetzen.

- Setzen Sie sich bequem hin. Schließen Sie die Augen und atmen Sie leicht und gleichmäßig fließend. Lassen Sie sich ganz auf Ihren Atem ein (ohne ihn zu lenken).
- Stellen Sie sich eine Situation vor, die das absolut Schönste beinhaltet, das Sie je erlebt haben oder das Sie sich erhoffen. Lassen Sie ein Bild entstehen. Spüren Sie in diese Situation anhaltend hinein, lassen Sie Freude, Erleichterung, Frieden, Glück, Urvertrauen, Liebe oder was sonst noch gegenwärtig wird, in Ihnen fühlbar und erlebbar werden. Genießen Sie das einige Minuten!
- Nehmen Sie nun Kontakt mit jener Instanz oder Bewusstseinsebene auf, aus der diese Gefühle der Freude und des Vertrauens herrühren (das ist das Kane). Bitten Sie darum, dass das Kane Sie täglich mit dieser Energie auflädt und nährt. Dadurch wachsen Vertrauen und positive Gefühle, und die Angst löst sich nach und nach ganz wie von selbst auf, ohne dass wir ihr besondere Aufmerksamkeit widmen (was wir nach dem ersten Energiegesetz ja auch nicht sollten).

Hilfe der Kahunas: ***Harmoniemittel Awa, Olena.***

Aufmerksamkeitsübung für das Lono

Die Übung dauert etwa zwei bis fünf Minuten. Ihr Ziel ist es festzustellen, wie Sie Aufmerksamkeit lenken und weiten oder verengen können. Damit werden Sie in der Lage sein, im Tagesbewusstsein bewusster zu entscheiden, was Sie in Ihre Aufmerksamkeit hineinlassen und was nicht.

- Setzen Sie sich aufrecht hin, ohne sich anzulehnen, und halten Sie Ihre Augen offen.
- Fixieren Sie nun einen einzigen Gegenstand, der etwa ein bis zwei Meter von Ihnen entfernt ist – es kann ein Türgriff sein, ein Bild, eine Vase oder etwas anderes.
- Dann weiten Sie Ihren Blick so, dass Sie außer dem gewählten Gegenstand auch wahrnehmen, was sich um ihn herum befindet.
- Danach verengen Sie Ihren Blick auf ein Detail des gewählten Gegenstands.
- Am Schluss weiten Sie Ihren Blick, sosehr es Ihnen eben gelingen mag.

Beobachten Sie und halten Sie gedanklich fest, wie sich Ihr Bewusstsein geöffnet oder gesammelt hat. Diese Übung ist bei täglichem Training sehr hilfreich, wenn Sie sich in einer schwierigen Lage befinden, in der Sie nicht wissen, wie Sie alles, was auf Sie vielleicht gerade einstürzt, bewältigen sollen. Sie werden bemerken, dass für alles, was wichtig ist, genügend Raum zur Verfügung steht.

Hilfe der Kahunas: ***Harmoniemittel Noni, Popolo***.

Kane, das »höhere Selbst«

Die Kahunas nennen das Kane, das »höhere Selbst«, auch Aumakua. Dieses Wort kann man ungefähr mit »absolut vertrauenswürdiger Vater-Geist« übertragen. Es ist ein wunderbares Erlebnis, zu entdecken, dass das Kane tatsächlich vorhanden ist. Eine noch schönere Erfahrung entsteht, wenn wir bemerken, dass wir mit dem höheren Selbst sprechen, es um etwas bitten und mit ihm zusammenarbeiten können.

Wir sind nicht und nie allein – die Hilfe aus der geistigen Welt steht uns durch das Kane immer zur Verfügung, und über das höhere Selbst sind wir mit der Existenz des Ewigen stets verbunden.

Das Kane hat unseren Lebensplan; es ist ein Wesen von höchster Weisheit, Urteilskraft, Güte und Gnade. Es wirkt auch wie ein Schutzengel.

Das höhere Selbst lebt außerhalb des physischen Körpers und ist über die »Aka-Schnur« (siehe nächster Abschnitt) mit ihm verbunden. Es kann sich sehr nah beim physischen Körper, aber auch sehr weit davon entfernt aufhalten.

Das Kane setzt zur Verwirklichung unserer Gebete zusätzlich seine eigene geistige Kraft ein, das Mana loa.

Es ist jedoch wichtig zu wissen, dass es viel besser für Sie arbeiten kann, wenn die anderen Ebenen des Selbst täglich Mana geben, also täglich Lebensenergie schicken. Dies dient nicht nur der Unterstützung, sondern bildet auch die Grundlage für das wachsende Vertrauen gegenüber dem Kane.

Die höheren Selbste aller Menschen bilden zusammen eine Gemeinschaft der Kane, welche die Kahunas *Poe aumakua* nennen, die »große Gesellschaft der Aumakuas«. Sie sind in Liebe miteinander verbunden. So kann das Kane eines Menschen das Kane eines anderen erreichen, um ihm Mana zu senden. Das höhere Selbst einer Person kann also Verbindung zum höheren Selbst einer anderen aufnehmen und ihm Energie schicken.

Das Kane ist eine Lichtgestalt. Es ist ein lebendiges Wesen ohne physischen Körper mit einem persönlichen Charakter, also ein individuelles Wesen.

Das Kane ist nicht mit »Gott« gleichzusetzen, aber es ermöglicht uns die Wahrnehmung des Göttlichen. Das Kane hat hohe Bedürfnisse, die erfüllt sein wollen. Es zeigt Verlangen nach Weisheit, Humor, Gerechtigkeit, Wahrheit, Schönheit. Das Kane führt zu höheren Bewusstseinsstufen in Lichtebenen und verändert unsere Zukunft. Das Kane greift nie direkt in unser Erleben ein, außer im Notfall (Schutzengel-Aspekt).

Das Hauptwerkzeug des Kane ist Energie (Mana loa), die es aus dem unerschöpflichen Universum erhält, mit dem es immerzu verbunden ist. Kane ist der Aspekt der unendlichen Quelle, der Schöpfer-Aspekt, der göttliche Funke. Es erfüllt all unsere Wünsche und Gebete, wenn sie im Sinne unseres Lebensplans gut für uns sind. Aus dem Kane empfangen wir die Inspiration.

Dialog mit dem Kane

Die Übung dauert etwa zehn Minuten. Der Sinn der Übung besteht darin, mit dem Kane einen bewussten Kontakt aufzubauen, um zu erspüren, dass und wie Sie sich von Ihrer eigenen inneren Führung leiten lassen können. (Der erste Teil dieser Übung entspricht jenem der Vertrauensübung für das Lono, siehe vorher.)

- Setzen Sie sich bequem hin. Schließen Sie die Augen und atmen Sie leicht und gleichmäßig fließend. Lassen Sie sich ganz auf Ihren Atem ein (ohne ihn zu lenken).
- Stellen Sie sich eine Situation vor, die das absolut Schönste beinhaltet, was Sie je erlebt haben oder was Sie sich erhoffen. Spüren Sie in diese Situation anhaltend hinein, lassen Sie Freude, Erleichterung, Frieden, Glück, Urvertrauen, Liebe oder was sonst noch gegenwärtig wird, in Ihnen fühlbar und erlebbar werden. Genießen Sie das einige Minuten!
- Nehmen Sie nun Kontakt mit jener Instanz oder Bewusstseinsebene auf, aus der diese Gefühle der Freude und des Vertrauens herrühren (das ist das Kane).
- Bedanken Sie sich beim Kane für diese schöne Erfahrung und senden Sie ihm Liebe und Vertrauen.
- Nun stellen Sie dem Kane eine Frage, die für Ihr Leben im Augenblick von Bedeutung ist. Lenken Sie Ihre Aufmerksamkeit ganz in diese Frage hinein, weil nach dem ersten Energiegesetz nur so Energie folgen kann. Beispiele für Fragen sind: »Soll ich die neue Stellung annehmen oder nicht?« »Was muss ich in meiner Partnerschaft lernen?« »Wo soll ich mich nach einer neuen Wohnung umsehen?«

- Wenn Sie offen bleiben, wird sich das Kane über einen Gedanken, ein Bild, einen Impuls, ein Symbol oder über Ihre »innere Stimme« melden.
- Was das Kane schickt, soll das Lono ohne jede Bewertung, ohne es zu hinterfragen oder zu kritisieren, annehmen und in das Alltagsleben integrieren.
- Nun können Sie – analog der Übung mit dem Ku – auch das Kane um seinen Namen bitten, zum Beispiel so: »Liebes Kane, ich würde dich gerne mit deinem Namen ansprechen, weil ich die Verbindung mit dir ab jetzt bewusst pflegen und vertiefen möchte. Lass mich bitte deinen Namen wissen.«
- Spüren Sie hinein, welche Antwort das Kane Ihnen gibt, und nehmen Sie den gegebenen Namen wertfrei an.

Wenn die innere Stimme etwas sagt, werden Sie kein großes Problem haben, die Botschaft des Kane zu verstehen. Wenn Ihnen ein Symbol oder ein Bild – ein roter Stein, ein gelbes Dreieck oder irgendetwas anderes – noch keinen deutlichen Hinweis liefert, welche Antwort auf Ihre Frage das Kane Ihnen schickt, dann sollten Sie diese Übung mehrmals wiederholen, bis sich das Kane so bei Ihnen »meldet», dass Sie seine Botschaft verstehen. Es kann durchaus auch mehrerer Übungsdurchgänge bedürfen, bevor das Kane Ihnen seinen Namen mitteilt.

Hilfe der Kahunas: *Harmoniemittel Awa*

Sie sollten den Kontakt mit dem Kane täglich pflegen, damit Sie eine engere Verbindung zu ihm bekommen und Ihrem Lebensplan angemessen folgen können.

Die Aka-Schnur

»Aka« bedeutet »klebrig«. Die Aka-Substanz gehört zum Ku, dem unteren Selbst. Daraus hat sich die »Aka-Schnur« gebildet. Diese unsichtbare und unzerstörbare Schnur verbindet das Ku mit dem Kane, sozusagen als eine Art Telefonschnur. Das mittlere Selbst, das Lono, kann und soll das Ku immer wieder auffordern, mit dem Kane Verbindung zu pflegen. Dieser Kontakt erfolgt über die Aka-Schnur. Das Kane sendet eine Art von Liebesenergie zurück, welche vom Ku – in Bilder oder Symbole gekleidet, als innere Stimme vernehmlich oder auf andere Weise – an das Lono weitervermittelt wird. Diese Energie wird Sie mehr und mehr durchfluten und Ihnen helfen, Ihr Leben besser zu meistern.

Die Aka-Schnur ist für den Durchschnittsmenschen unsichtbar, der Kahuna kann sie jedoch sehen.

Es befinden sich mehrere Aka-Schnüre in jedem Menschen. Der Hauptstrang ist die oben kurz beschriebene Verbindung zwischen Ku und Kane. Im Verlaufe des Lebens bilden sich jedoch Nebenstränge, und zwar immer dann, wenn ein Mensch andere Menschen oder Objekte körperlich berührt.

Von diesem Zeitpunkt an besteht eine gleichsam feinstoffliche Verbindung zwischen dem Ku des Betreffenden und den Personen und Gegenständen, mit denen er in Kontakt gekommen ist.

In der Kahuna-Praxis bedient man sich der vielfältigen Aka-Schnüre, um Energie zu übertragen, besonders bei Heilprozessen.

Über diese Aka-Verbindung kann man auch telepathischen Kontakt mit den jeweiligen Menschen oder Objekten aufnehmen. Wenn zwischen zwei Menschen also einmal eine Aka-Schnur entstanden ist, kann sie als »Kanal« oder Übertragungsleitung für Energie dienen. Nehmen wir an, ich höre, dass es einem Freund schlecht ergeht, und möchte ihm helfen. Mein Lono gibt dann meinem Ku den Auftrag, Energie, Mana, zu erzeugen und sie dem Freund über unsere unsichtbare Aka-Schnur zu schicken. Wenn der Freund dafür geschult ist, wird er bemerken, dass er Energie gesandt bekam, und er schickt mir vielleicht seinen Dank auf dem gleichen Wege zurück.

Aka-Schnüre sind unterschiedlich stark, je nach Intensität der Verbindung zwischen Menschen oder von Menschen zu Objekten. Dünne Fäden entstehen zum Beispiel bei flüchtigen Bekanntschaften, und dicke Taue zwischen Menschen, die einander lieben oder in einer anderen engen Beziehung zueinander stehen. Auf diese Weise wird auch verständlich, warum Menschen sich manchmal so »verbunden« fühlen. Je stärker die Aka-Schnur, desto mehr Mana kann über sie fließen. Das dickste Aka-Seil führt vom Ku zum Kane. Durch tägliches Training kann es immer stärker werden und die Energiebotschaften immer deutlicher übermitteln.

An Fotos, Unterschriften, Namen, Schmuck- und Erbstücken und dergleichen, »klebt« ebenfalls die Aka-Substanz. Das machen sich Hellseher zunutze.

Möchte ein Mensch eine Verbindung nicht mehr aufrechterhalten, so kann er eine Aka-Schnur nur »stilllegen«, abschneiden oder zerstören kann er sie nicht. Das Lono kann die bewusste Entscheidung fällen, eine Aka-Schnur nicht mehr aktiv mit Energie zu beschicken. Diese Entscheidung gibt es an das Ku weiter, welches dann kein

Mana mehr über die betreffende Aka-Schnur sendet. Das Lono kann auch ein »Verbot« aussprechen an das Ku, über eine vorhandene, unzerstörbare Aka-Schnur neue, unerwünschte Energie von einer anderen Person aufzunehmen. Damit gibt das Lono dem Ku also die Anweisung, die betreffende Aka-Schnur zu »sperren«.

Nach Auffassung der Kahunas existiert auch ein »Aka-Körper«, den sie gelegentlich als »Schatten-Körper« bezeichnen. Alle Gedanken, alle Erinnerungen, alles, was Sie jemals gedacht, gefühlt, gesprochen und unternommen haben, ist dem Aka-Körper oder Schattenkörper eingeprägt. Im Moment des physischen Todes gehen diese Eindrücke nicht verloren, weil sich der Aka-Körper vom irdischen Körper löst. Zu dem, was nach dem Tode kommt, äußern sich die hawaiischen Heiler nur selten und spärlich.

Die Tatsache, dass alles aufgezeichnet wird (entsprechend dem Gesetz von Ursache und Wirkung und analog dem Gesetz des Karma), sollte uns, meinen die Kahunas, dazu anhalten, dass wir sehr achtsam und überlegt, sehr harmonisch und liebevoll mit uns und unserem Denken, Fühlen, Reden und Handeln umgehen, um unseren Aka-Körper nicht unnötig mit Ballast oder gar negativen Prägungen zu belasten.

Durch Übungen kann man die Aka-Schnüre reinigen und ausbauen, damit mehr positive Energie freier fließen kann (siehe Reinigungsübung im sechsten Kapitel und Übungen im siebten Kapitel). Wenn seine Aka-Schnüre stabil sind, fühlt sich der betreffende Mensch nie allein und spürt, dass er von zwei Helfern begleitet wird, die ihn bedingungslos lieben und fördern: dem Kane und dem Ku. Das führt bei den Menschen, die das erleben, zu einem tiefen Vertrauen in das Leben und zu einer Erleichterung in problematischen Situationen.

Aus der Erfahrung in der Praxis weiß ich, wie oft sich Menschen allein fühlen, obwohl sie in der Familie oder mit Freunden leben. Das Gefühl des Alleinseins entsteht meistens, wenn wir uns nicht verstanden wissen oder uns nicht richtig mitteilen können. Allen Menschen, die mit diesem Thema zu »kämpfen« haben, empfehle ich voller Überzeugung den Kontakt mit Ku und Kane. Ihr Lebensgefühl wird sich sehr schnell zum Guten verändern!

Wie Kane, Lono und Ku zusammenwirken

Die Kahunas beschreiben die Ganzheit des Menschen durch ein dreifaches Selbst oder drei »Selbste«, um uns mit dieser Unterteilung eine Brücke zum besseren Verständnis der wichtigen Funktionen des Bewusstseins zu bauen. Ihre Begriffsdefinitionen lassen sich nicht immer eindeutig in unsere Sprache übertragen, ihre Bilder mögen uns teilweise etwas fremd erscheinen.

Mit dieser Aufteilung geben uns die hawaiischen Heiler jedoch einen praktischen Einstieg, um an Teilaspekten unseres Lebens so zu arbeiten, dass wir die in ihnen liegenden Entwicklungsaufgaben wahrnehmen und erfüllen.

Das Kane sorgt dafür, dass der Lebensplan erfüllt wird, wenn wir das wollen. Das Leben liegt vor uns wie ein großer See. Bei der

Geburt stehen wir am Ufer, während des Lebens möchten wir an das andere Ufer des Sees gelangen. Wie wir das bewerkstelligen – ob wir hin und her kreuzen oder direkt hinüberfahren –, entscheidet das Lono. Das Kane gibt dem Lono über das Ku immer wieder Inspiration (auf die das Lono hören kann oder nicht), wie wir das andere Ufer am leichtesten erreichen können. Das andere Ufer steht für Vollendung und Harmonie, für unser Lebensziel.

Das Lono entspricht unserem Tagesbewusstsein. Ein klares Lono, das sich seiner Verantwortung als Entscheidungsträger für die Auswahl der vom Kane angebotenen Lebensziele und die Willensbildung zu deren Erreichen unter Mithilfe des Ku bewusst ist, wird mit ungehemmter Energie (Mana) seiner Aufgabe gerecht werden wollen.

Das Verhältnis zwischen göttlicher Gnade und innerer Führung einerseits und andererseits der Entwicklung einer eigenen Vision und des Einsatzes unseres persönlichen Willens, um Ziele zu erreichen, stellt oft ein unlösbares Paradox dar. Sicher ist: Wir allein können nichts aus »eigener« Kraft oder gar gegen die universelle Lebensenergie. Aber es ist genauso notwendig, dass wir den gottgegebenen Willen einsetzen, um individuelle Visionen tatkräftig anzustreben.

Eine liebe Bekannte sagte unlängst: »Wir können die meisten Situationen und Möglichkeiten im Leben zwar nicht erzeugen oder abwehren, aber unser freier Wille erlaubt, dass wir selbst entscheiden, ob wir mit viel oder wenig Energie hineingehen.« Das halte ich für eine ausgezeichnete Umschreibung des Umstands, dass wir Teil des Ganzen sind und doch eigene kreative Kräfte besitzen.

Die Entscheidungen des Lono werden im Ku gespeichert. Dieses erhält durch die direkte Verbindung über die Aka-Schnur zum Kane vom höheren Selbst nun immer wieder Impulse und Inspirationen, wie es die vom Lono vorgegebene Aufgabe, die jeweiligen Ziele zu erreichen, noch inniger, liebevoller, spirituell eller und effizienter umsetzen kann. Deshalb ist es wichtig, dass das Lono die »innere Stimme«, die vom Kane über das Ku zu ihm gelangt, wahrnimmt, auf diese Stimme hört und sich davon führen lässt. Es ist für die Entstehung sowie für die Verwirklichung des Willens wichtig, dass das Lono beschließt, durch bewusste Mana-Aufladung die Energie des ganzen Menschen zu stützen und zu vermehren.

Das Ku gleicht, wie zuvor schon einmal erwähnt, einem kleinen Kind, das ausdrücklichen Zuspruch braucht, Aufmerksamkeit, Förderung, Lob und Liebe, um in seine Aufgaben hineinwachsen zu können. Es ist grundsätzlich immer bereit, die in es gesetzten Erwartungen zu erfüllen, wenn es emotionale Zuwendung erfährt. Diese bewusste Zuwendung muss vom Lono kommen. Dann wird das Ku die notwendige Energie, Mana, erzeugen, welche ein erfolgreiches Zusammenwirken der drei Ebenen des Selbst erst ermöglicht. Über die Aka-Schnur empfängt das Ku auch immer wieder spirituelle Energien vom Kane.

Das Ziel der Abenteuerschamanen ist die Wiederentdeckung und Wiederherstellung der ursprünglichen Harmonie des Lebens, um damit sowohl zur seelischen als auch zur körperlichen Gesundheit des Menschen zurückzufinden. Diese Harmonie kann erst entstehen, wenn zwischen den drei Ebenen des Selbst kein Bruch mehr klafft, keine Abschottung, keine Missverständnisse und dergleichen mehr herrschen, sondern wenn sie alle drei in ihren Wirkungsweisen natürlich ineinander fließen und sich im energetischen Gleichgewicht befinden.

Die Kahunas leben nach diesen Einsichten und wenden sie täglich an. »Mach diese Welt ein bisschen schöner, als sie es war, bevor du geboren wurdest«, fordern sie sich und uns auf. Sicherlich werden Sie diese Einstellung zum Leben teilen wollen und damit etwas Erhabenes, Schönes und Gutes zum Leben aller Geschöpfe und somit gleichzeitig für Ihr eigenes beitragen wollen.

4
Kala, Mana, Pico pico und weitere Kahuna-Heilmethoden

»Werde zu dem, der nie Bedürfnisse aussprechen muss, *weil alle Bedürfnisse erfüllt werden, bevor sie ins Bewusstsein rücken.*«

Kala: Die Reinigungspraxis

Kala heißt »Reinigung«. Dieser Kahuna-Begriff bezeichnet in unserem Zusammenhang eine Reinigungspraxis, die durch eine von zwei wesentlichen alternativen Reinigungsübungen ausgeführt wird.

Die Kahunas sehen vor allem die Notwendigkeit, das Ku, das untere Selbst, zu reinigen. Denn dort ist, wie mehrfach geschildert, alles an alten Belastungen gespeichert. Je nach Umstand führen diese Belastungen zu Energiemangel, Energieblockade oder Energieverschwendung.

Eine Übung nennt Ali'i »Reinigen durch Farben«, die andere »Reinigen durch Vergeben«. In beiden Fällen handelt es sich um meditative Übungen. Bevor ich Ihnen diese beiden Techniken der Reinigung zum eigenen Üben zu Hause schildere, möchte ich Ihnen etwas von meinen ersten Erfahrungen damit berichten.

Wir brachen gegen sechs Uhr früh auf. Ali'i führte mich auf einem fast einstündigen Fußmarsch tief hinein in den Regenwald auf Molokai, dorthin, wo an besonderen »Kraftplätzen« seine Heilpflanzen wachsen, aus denen die Harmoniemittel gewonnen werden.

Er überraschte mich mit der Ankündigung: »Ich werde dich jetzt putzen.« Darunter konnte ich mir natürlich zunächst nichts vorstellen und schaute ihn offensichtlich ziemlich verdutzt an. Ali'i lachte aus vollem Herzen und sagte nur: »Leg dich doch hier einfach einmal still hin, wenn du möchtest, dass ich dich reinige.« Natürlich wollte ich das.

Ich legte mich in einer wunderhübschen Lichtung ins Gras, inmitten von duftenden Blumen. Um mich herum ließ der Urwald seinen Gesang erklingen – das Summen unzähliger Insekten, die Rufe der vielen Vögel, das Rauschen eines nahen Baches. Mein Kahuna-Lehrer fertigte mir aus Blättern ein Kopfkissen an, setzte sich dann links von mir, etwa auf Höhe des Herzens, im Schneidersitz auf den Boden und legte seine rechte Hand leicht wie eine Feder auf meine linke.

»Wir brauchen jetzt eine halbe Stunde, in der wir uns um Vergebung bemühen. Vergebung ist für uns alle das wichtigste Thema bei der Reinigung.« Dann sprach er mit großer Innigkeit, sehr sanft und liebevoll, die Einleitungsworte, die bei jedem Reinigungsritual vorangeschickt werden sollen. Diese Worte berührten mich tief und lösten ein befreiendes Weinen aus.

Sie lauten:

Im Geiste Alohas:
Ich reinige meine Seele,
ich reinige meinen Körper.

Ich bin das Licht.
Das Licht ist in mir
und um mich herum.
Das Licht führt und leitet mich.
Ich bin das Licht.

Ich sollte die Augen schließen und ruhig und leicht atmen. Ali'i hielt immer noch seine Hand auf meiner. Auf einmal fuhr ein starker Wind in die Baumkronen und verursachte ein eigentümliches, lautes Geräusch. Ich öffnete meine Augen, schaute ihn an. Ali'i lächelte zurück und sagte nur: »Sie grüßen uns.«

Der Kahuna führte mich in eine Art von Trance, in der ich die Reinigung durch tief empfundene Vergebung unter seiner Anleitung vollziehen durfte.

Als ich am Ende der Übung wieder aufstand und Ali'i auf dem weiteren Weg zu seinen Heilpflanzen begleitete, fühlte ich mich innerlich und äußerlich unglaublich leicht, glücklich und frei wie ein Vogel. Ali'i erklärte mir:

»Immer, wenn dir etwas Negatives widerfährt, werden deine Aka-Schnur und das Ku von negativen Gedankenmustern blockiert. Um ein Leben voller Freude und Dankbarkeit zu leben, halte sie durch Vergebung rein.«

Reinigung durch Vergeben

Die Übung dauert etwa eine halbe Stunde. Sie legen sich ganz bequem auf einen Platz, an dem Sie für die nächste halbe Stunde ganz ungestört sind. Sie schließen die Augen und richten Ihre Aufmerksamkeit einige Minuten lang auf den sanften, natürlichen Fluss des Atems, ohne in das Atemgeschehen einzugreifen.

- Sprechen Sie die Einleitungsworte für das Reinigungsritual: »Im Geiste Alohas: Ich reinige meine Seele, ich reinige meinen Körper. Ich bin das Licht. Das Licht ist in mir und um mich herum. Das Licht führt und leitet mich. Ich bin das Licht.«
- Nun stellen Sie sich einen Garten vor, den schönsten und wun-

derbarsten, den Sie sich nur denken können. Malen Sie sich den Garten in allen Einzelheiten plastisch aus – die Blumen mit ihren Blüten, die Büsche und Bäume, Gewässer und Wege ...

- Als nächstes entdecken Sie in diesem Wundergarten einen besonderen Baum, der voller paradiesischer, herrlicher, duftender, reifer Früchte hängt.
- Dann sammeln Sie so viele Früchte, wie nur in einen Korb, den Sie bei sich haben, hineinpassen.
- Danach blicken Sie auf und sehen sich im Garten weiter um. Sie sehen, dass eine Gruppe von Menschen langsam auf Sie zukommt. Je näher sie kommt, desto deutlicher erkennen Sie die Gesichter und bemerken, dass es Menschen sind, die Ihnen früher einmal Schmerz zugefügt haben, von denen Sie in der Vergangenheit verletzt worden sind.
- Der erste Mensch aus dieser Gruppe ist jetzt nah zu Ihnen herangekommen und schaut Ihnen direkt in die Augen. Sie erwidern seinen Blick genauso unmittelbar.
  Dieser Mensch sagt jetzt zu Ihnen: »Bitte verzeih!« Sie spüren in Ihr Herz hinein, ob Sie diesem Menschen verzeihen können und wollen und ob Sie verstehen, dass dessen Handlungsweise letztlich aus einer Unwissenheit entsprang.
- Wenn Sie wirklich fühlen, dass Sie diesem Menschen vergeben können und wollen, teilen Sie ihm das wortlos über die Augen mit. Wenn Sie möchten, können Sie halblaut hinzufügen: »Ich vergebe.«
  Diesem und dann auch den übrigen Menschen schenken Sie eine der Früchte aus dem Korb als Zeichen Ihrer Liebe zu sich selbst und zu allem, was ist. Der erste Mensch entfernt sich, der nächste tritt heran.
- Nach und nach sind Sie allen Menschen aus dieser Gruppe be-

gegnet und haben ihnen in die Augen gesehen. Vermutlich haben Sie den meisten, vielleicht sogar allen, vergeben können.

- Nun schauen Sie sich weiter im Garten um und sehen eine zweite Gruppe von Menschen, die sich Ihnen ebenfalls langsam nähert. Sie kennen die Gesichter und bemerken, dass es sich um Personen handelt, die Sie selbst früher einmal verletzt haben. Wiederum sehen Sie jedem einzelnen nacheinander in die Augen und sagen jetzt selbst: »Bitte verzeih!«
- Erneut schenken Sie jedem dieser Menschen eine der Früchte aus Ihrem Korb.
- Schließlich sind Sie wieder allein im Garten. Sie haben noch einige Früchte im Korb und spüren, dass noch nicht alles getan ist, was Sie in diesem Garten erledigen wollen.
- Sie bemerken, dass ja Sie selbst auch im Garten sind und dass Sie sich ebenfalls vergeben müssen, können und wollen.
- Rufen Sie sich dazu einige wichtige Situationen in Erinnerung, in denen Sie Schuldgefühle entwickelt haben. Verzeihen Sie sich selbst für ihre damaligen Gefühle und Verhaltensweisen, weil Sie erkennen, dass Sie es damals einfach nicht besser wussten und konnten.
- Sagen Sie zu sich selbst: »Ich verzeihe, ich verzeihe auch mir selbst. Ich löse mich jetzt von meinen Schuldgefühlen, weil sie mich belasten und hemmen.«
  (Sie werden mit Sicherheit spüren, wie sich in diesen Augenblicken das Kane, das höhere Selbst, Ihnen verständnisvoll und hebend zuwendet und Sie in der Vergebung für sich selbst unterstützt. Es liebt die Vergebung und hilft Ihnen massiv.)
- Wenn Sie fühlen, dass Sie aus dieser Übung zurückkommen wollen, öffnen Sie die Augen, und Sie sind wieder ganz im Hier und Jetzt.

Hilfe der Kahunas: ***Harmoniemittel Noni, Kukui.***

Am Ende der nächsten Übung finden Sie noch einige allgemeine Hinweise zu beiden Reinigungsübungen.

Da nicht jedem Menschen die zuvor beschriebene Vorstellungsübung ohne weiteres gelingt – manche können noch nicht visualisieren –, schlagen die Kahunas alternativ eine zweite Reinigungsübung mit Farben vor. Weil unsere Aura ohnehin farbig strahlt, fällt es dem Ku oft leichter, sich auf Farben als Hilfsmittel einzustellen. Diese Übung dauert etwa zwanzig Minuten.

Die Reinigung erfolgt, um sich von negativen Gedankenmustern zu befreien, wie zum Beispiel, von mangelndem Selbstbewusstsein, von Ängstlichkeit, fehlendem Lebensmut, angepasstem Gehorsam, Manipulations- und Beherrschungsstrukturen, fortgesetztem Leidenwollen.

Reinigung durch Farben

- Sie legen sich an einem ungestörten Platz bequem hin. Sie entspannen sich mit geschlossenen Augen und lassen sich ganz auf Ihren natürlichen Atemfluss ein
- Nun trifft das Lono, Ihr Tagesbewusstsein, die Entscheidung, alles zu verabschieden, was unklar ist, was Sie belastet und was Sie zu Ihrem Wachstum nicht mehr benötigen.
  (Nehmen Sie sich ein wenig Zeit, um zu überlegen, welche Muster und Verhaltensweisen für Ihr Wachstum überflüssig sind.)
- Sie fühlen dann, wie alles Unklare und Schwere, aller Ballast die Farbe Blau annimmt und zunächst von den Außenzonen des Körpers, von Händen, Armen, Füßen, Beinen, von Kopf und Haut, später dann auch mehr von innen, in Richtung Sonnengeflecht

»rollt«. Dabei entsteht ein Gefühl, als ob eine irgendwie zusammenhängende belastende Substanz sich nach innen einrollt und am Solarplexus in einer blauen Kugel sammelt.

- Dort, wo sich das Alte »fortgerollt« hat, spüren Sie, wie sich ein zartes, durchsichtiges, leichtes und helles Rosa bildet und all die Ebenen, Stellen und Räume ausfüllt, aus denen sich das Blau entfernt hat. Am Schluss ist Ihr gesamter Körper rosa, und nur im Solarplexus befindet sich die blaue Kugel.
- Spüren Sie in Ihr »Kronenchakra« oberhalb des Kopfes hinein und fühlen Sie, wie das Kane, das höhere Selbst, wunderbares goldgelbes Licht in Sie hineinschickt. Es fließt in Ihren Körper hinein und verschmilzt mit dem Rosa zu einem sanften Pfirsichton zwischen Gelb und Rosa. (In der Aura-Soma-Therapie entspricht dieser Farbton der Selbstliebe!)
- Jetzt ist die Zeit dafür gekommen, dass Sie die blaue Kugel in Ihre geistigen Hände nehmen und nach oben halten, Ihrem Kane entgegen. Bitten Sie Ihr höheres Selbst, diese Kugel von allem Negativen zu reinigen, sie Ihnen dann abzunehmen und aufzulösen. Fühlen Sie, wie befreit, erleichtert, beglückt Sie jetzt sind!
- Das Kane gibt Ihnen danach ein klares, strahlendes Blau in Ihre offenen Hände zurück, das Sie in Ihren Solarplexus hineinnehmen, von wo aus es sich im gesamten Körper ausdehnt, ohne sich mit dem Pfirsichton zu vermischen. Sie schwingen jetzt also zweifach: im Gelbrot und im Blau. Die tiefere Symbolik dahinter ist etwa: Frieden, selbstbewusst leben, emotionale Klarheit steht in Beziehung zur Notwendigkeit, die Selbstliebe weiterzuentwickeln, zum neuen Wir-Gefühl und zur überpersönlichen Christusliebe.
- Tauchen Sie in diese Schwingungen richtig ein, spüren Sie in die

überirdische Schönheit hinein, die beseligende Freude und die beglückende Inspiration Ihres durch und durch reinen Wesens, das genießen darf – in bewusster Verbindung mit den Himmelssphären.

- Gönnen Sie sich diese Erlebnispause, lassen Sie die Übung langsam ausklingen und beenden Sie sie erst dann, wenn Sie sich danach fühlen.

Hilfe der Kahunas: ***Harmoniemittel Noni, Olena.***

Die Reinigungsübungen sollten am Anfang etwa alle drei oder vier Tage durchgeführt werden, solange, bis Sie das Gefühl haben, innerlich eine neue, sensible Stabilität und eine neue, harmonische Sicht Ihres Lebens erlangt zu haben. Die emotionale Wandlung von Angriffslust in Verstehen und Versöhnlichkeit ist – neben der Verabschiedung von anderen überholten Mustern – ein wesentlicher Zweck dieser Übungen.

Wenn die Reinigung des Ku erfolgt ist, dann werden Sie ganz von selbst beginnen, sich wohler zu fühlen, Ihren Tag mit positiven Gedanken und Gefühlen zu durchleben. Sie werden von sich aus darauf achten, Ihr gesamtes Wesen rein zu halten, um den Weg fortzusetzen, der Sie glücklich macht und Ihrem Wesen, Ihrem Lebensziel und natürlich auch Ihrer körperlichen Gesundheit entspricht.

Wenn Sie sich grundlegend gereinigt haben, werden Sie erkennen, dass Sie nicht mehr kämpfen wollen – und müssen! Statt dessen werden Sie Ihr Kane, Ihr höheres Selbst, bitten, Ihnen schöpferische Wege aufzuzeigen, Herausforderungen im Leben zu meistern und Ihren Sinn zu erfüllen.

In der Praxis hat es sich bewährt, nach der »großen« Reinigung immer wieder Reinigungen durchzuführen, zum Beispiel die im siebten Kapitel beschriebenen, zusätzlichen Übungen. Folgen Sie auch in diesem Punkt Ihrer eigenen Intuition.

Mana: Die Energie-Aufladung

Mana ist Lebensenergie. Die Kahunas nennen dreierlei Arten von Lebensenergie: neutrales, positives und negatives Mana. Mana nehmen wir durch Atmung und Nahrung automatisch auf. Durch bestimmte Übungen können wir Mana bewusst erzeugen. Wenn und solange wir in bewusster Verbindung mit dem höheren Selbst stehen, kann das Kane spirituelle oder »universelle Lebensenergie« auch unmittelbar schenken.

Das Kane verfügt über neutrales Mana. Es kann dieses Mana beliebig verstärken. Das Mana des Kane kann schöpferisch wirken, es kann kreieren und manifestieren, es kann vor allem auch heilen – jedoch immer unter der Maßgabe, dass seine schöpferische Kraft in Übereinstimmung mit dem göttlichen Lebensplan ausgeübt wird.

Das *positive Mana* sind die Naturkräfte, die in der gesamten Schöpfung wirken: in der Erde, in Pflanzen, in Tieren und natürlich auch im Menschen. Im Menschen drückt sich diese positive Lebensenergie in Gefühlen aus, zum Beispiel in Geduld, Vertrauen, Bescheidenheit, Selbstdisziplin, Offenheit, Freundlichkeit. Das bewusste Entwickeln dieser Gefühle verstärkt unsere Lebensenergie und sichert ihren freien Fluss. Unsere Gefühle sind wie Werkzeuge, die bewusst wahrgenommen und gehandhabt werden müssen und die entweder zugunsten unseres Wachstums oder dagegen (unbewusst oder bewusst, ungewollt oder gezielt) wirken. Das Ku erzeugt das positive Mana.

Negatives Mana sind negative Naturkräfte, zum Beispiel schädliche kosmische Strahlung, geopathische Störfelder, belastende Wasseradern. Im Menschen sind es beispielsweise Gefühle wie Gier, Egoismus, Hass, Eifersucht, Neid, Missgunst, üble Nachrede.

Um ein erfülltes Leben zu führen, um gesund und glücklich, bewusst und liebevoll, kreativ und achtsam zu leben, müssen wir nach Auffassung der hawaiischen Heiler positives und negatives Mana in einem Gleichgewicht halten. Die Kahunas meinen nicht, dass es praktikabel sei, alle negativen Gefühle zu verabschieden oder loszulassen. Sie gehen vielmehr davon aus, dass es legitim und »menschlich« sei, wenn auch negative Gefühlsenergien in uns aufsteigen. Nach ihrer Auffassung ist es aber möglich, diesen negativen Energien nicht so viel Aufmerksamkeit, Raum und Kraft zu geben, dass sie beginnen, uns zu dominieren und unsere Entwicklung zu blockieren. Das Mana fließt am besten, wenn alle Schuldgefühle beseitigt sind (siehe die Übung »Reinigung durch Vergeben«).

Durch den bewussten, vom Lono gesteuerten Ausgleich (siehe auch zweites Energiegesetz) wird es möglich, dass wir dem positiven Mana Priorität einräumen, ohne das negative zu leugnen, zu verdrängen oder zu unterdrücken (was nur zu Neurosen fuhren würde.) Ali'i spricht davon, dass im Verlauf des immer bewussteren Ausgleichs und der Priorität zugunsten des positiven Manas »das Licht des Menschen stärker leuchtet«.

Die Kahunas kennen also mehrere Formen der Energiearbeit:

- den Ausgleich von negativem durch positives Mana,
- die Aufladung mit positivem Mana bei Energiemangel,
- die Verstärkung von positivem, bereits vorhandenem Mana,
- die Öffnung für Mana zur spirituellen Führung, die positives Mana verstärkt.

Grundsätzlich speichert das Ku das Mana, die Lebensenergie, auch im Aka-Körper, der als eine Art erweiterter Speicher dient. Man könnte hier auch an das Bild der Aura rund um den Menschen denken, die Energie speichert und ausstrahlt. Je mehr Energie vorhanden ist, um so leuchtender ist die Aura, desto stärker ist der Schutz, den sie meinem Wesen bietet.

Aus diesem Speicher gibt das Ku Mana an das Lono ab. Daraus bildet das Lono Mana mana, verstärkte Energie, die höher schwingt. Diese verstärkte Energie setzt das Lono zur Entscheidungsfindung und zur Durchsetzung seines Willens ein (zum Beispiel bei Diätprogrammen, Raucher-Entwöhnungskuren, Verhaltensänderungen bei Süchten).

Das Lono besitzt die Entscheidungsfähigkeit, sein Mana mana an das Kane weiterzugeben, »zu opfern«. Das wird zwar über das Ku durchgeführt, beruht jedoch auf einem bewussten Willensakt des Lono. Das Kane transformiert das Mana mana zu Mana loa, zur höchsten dem Menschen verfügbaren schöpferischen Kraft. Diese Kraft des Mana loa wirkt hauptsächlich bei der Erfüllung von Gebeten und in Heilvorgängen.

Der Ausgleich von negativem durch positives Mana erfolgt aufgrund der Entscheidung des mittleren Selbst, des Lono, negative

Gefühle durch positive Affirmationen abzugleichen und sich zu bemühen, die Aufmerksamkeit auf Positives zu richten.

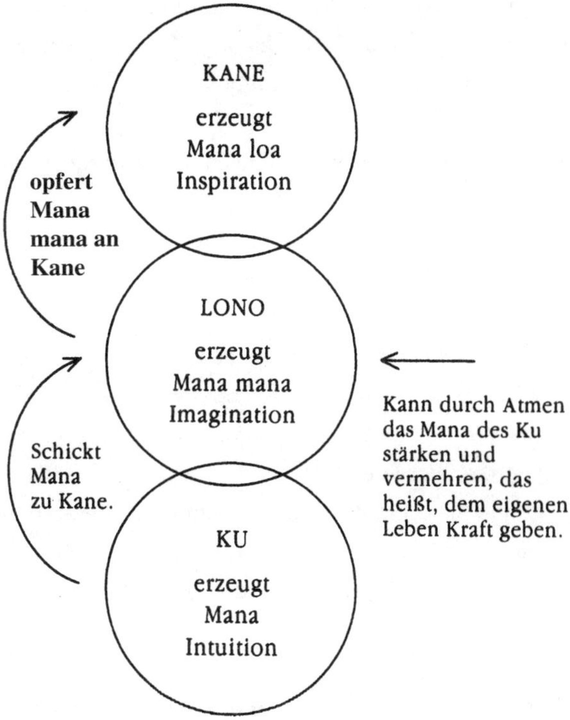

Abb. 1 Die aufsteigenden Kräfte

Schaufelübung:
Aufladung mit positivem Mana bei Energiemangel

Die Dauer der Übung beträgt etwa fünf Minuten oder nach Wunsch länger. Sie eignet sich zur Unterstützung aller geschwächten Körpervorgänge (schlechte Verdauung, Kreislaufbeschwerden, Stoffwechsel- und Entgiftungsstörungen).

- Stellen Sie sich aufrecht hin, die Füße etwa schulterbreit auseinander.
- Während Sie sich vornüber beugen und ausatmen, nehmen Sie Ihre ausgestreckten Arme ebenfalls nach vorn und unten. Ausatmen.
- Dann »schaufeln« Sie mit beiden Händen unsichtbare Energie (Mana) von unten her auf, atmen neu ein, nehmen beim gleichzeitigen Aufrichten Ihre Hände nach oben und »schütten« die Energie über Ihren Kopf.
- Sagen Sie – halblaut oder mental – zu Ihrem Ku: »Nun laden wir uns mit Mana auf, und ich bitte dich, dieses Mana zu speichern.« (Wenn Sie den Namen des Ku kennen, verwenden Sie den Namen.)

Hilfe der Kahunas: *Harmoniemittel Awa, Popolo.*

Eine weitere Übung eignet sich besonders dann, wenn Sie sich weniger körperlich als psychisch lustlos, energielos oder mutlos fühlen.

Achtfache Atmung:
Aufladung mit positivem Mana bei Energiemangel

- Setzen Sie sich entspannt aufrecht hin, lockern Sie alles, was Sie vielleicht einengt (Gürtel, Rockbund), und schließen Sie die Augen.
- Atmen Sie dann achtmal langsam und tief so weit ein, dass Sie spüren, wie der Atem bis hinunter in den Unterbauch strömt.
- Beim Einatmen machen Sie sich jedes Mal aufs Neue bewusst, dass Sie, Ihr Körper, Ihr ganzes Wesen, von neuer Energie durchdrungen und umgeben werden.
- Am Schluss treffen Sie die bewusste Entscheidung, die Sie sich mental oder halblaut vorsprechen: »Diese Energie bleibt jetzt bei mir. Ich danke dir, liebes Ku, dass du diese Kraft jetzt für mich speicherst. Wenn ich sie benötige, kann ich dich jederzeit darum bitten: »Bitte gib mir jetzt Mana und ich werde Energie erhalten.«

Hilfe der Kahunas: ***Harmoniemittel Awa, Popolo***.

Energiefontäne:
Verstärkung von positivem, bereits vorhandenem Mana

Diese Übung dauert etwa fünf bis zehn Minuten. Ihr Sinn ist die so genannte »Hochaufladung« mit Mana, sodass wir immer aus einem Überfluss an Energie agieren. Es handelt sich also nicht nur darum, einen Energiemangel zu beheben, sondern reichliche Energiereserven zur Verfügung zu haben. Damit können Sie dann auch Höchstleistungen vollbringen. (Wem bei der folgenden Übung die

Vorstellung von Wasser nicht angenehm ist, kann es jeweils durch »Energie« ersetzen.)

- Sie sitzen wieder entspannt, die Füße leicht auseinander, und lassen sich auf innere Ruhe ein.
- Stellen Sie sich vor, dass sich zu Ihren Füßen Wasser (beziehungsweise Energie) sammelt.
- Lassen Sie das Wasser mit jedem Atemzug etwas weiter nach oben aufsteigen. Je weiter es emporsteigt, desto stärker verdichtet es sich zu einem Energiestrahl, der schließlich wie eine Fontäne über das Scheitelchakra nach außen dringt, heruntersprudelt und Sie mit Energie überschüttet.
- Bleiben Sie in dieser Fontäne so lange sitzen, bis Sie sich nach Ihrem Empfinden genügend mit Energie aufgeladen haben, und atmen Sie bewusst in diese Energie hinein.
- Danken Sie am Schluss dem Ku, dass es diese große Menge an Energie speichert und zur Verfügung hält.

Hilfe der Kahunas: ***Harmoniemittel Awa, Popolo.***

Öffnung für Mana zur spirituellen Führung

Dabei handelt es sich um die gleiche Übung wie eben, nur den Abschluss vollziehen wir auf andere Weise.

- Danken Sie am Schluss dem Ku, dass es diese große Menge an Energie speichert und zur Verfügung hält.
- Nun bitten Sie das Ku, die gespeicherte Energie (über die Aka-Schnur) an das Kane weiterzuleiten.

- Daraufhin können Bilder in Ihnen entstehen, Sie hören vielleicht eine »innere Stimme«, die Ihnen etwas mitteilt (manche Teilnehmer entsprechender Seminare berichten von Kribbeln oder anderen körperlichen Erfahrungen, bisweilen sogar von Lichterlebnissen). Sie erhalten entweder Impulse und Inspiration, wie Sie in der jetzigen Lebenssituation anders und besser handeln können, welche Ziele wirklich wichtig sind oder mit welchen Menschen Sie zusammenarbeiten sollen. Oder Sie spüren, dass Sie bereits auf dem richtigen Weg sind, den Sie weitergehen können und sollen. Auf jeden Fall werden Sie mehr Klarheit und Vertrauen erfahren!

Hilfe der Kahunas: ***Harmoniemittel Awa, Olena, Kukui.***

Malama: Licht und Wahrheit

Die Übung dauert etwa zehn bis fünfzehn Minuten. Diese Lichtübung führt Sie weiter auf Ihrem Weg zur eigenen Wahrheit, in Ihre Mitte. Das Licht erhellt Gedanken und Gefühle und hilft, Botschaften des Kane wahrzunehmen und zu verwirklichen. Diese Übung bezweckt also eine Verbindung mit dem höheren Selbst.

- Legen Sie sich entspannt und bequem an einen ruhigen Ort. Schließen Sie die Augen und atmen Sie im Rhythmus Ihres Herzschlags, etwa ein bis zwei Minuten lang.
- Stellen Sie sich dann oberhalb des Scheitelchakras eine Lichtquelle vor, die goldgelbes Licht aussendet.
- Dieses Licht verstärken Sie durch Ihre Einatmung.
- Das Licht hüllt Sie ein und fließt durch Sie hindurch. Lassen Sie

es geschehen, dass alle Ihre Gedanken und Gefühle durchlichtet werden.

- Sollten Sie Fragen, Sorgen oder Zweifel haben, fragen Sie nun, zum Beispiel: »Wie geht mein Leben weiter?« »Worauf soll ich im Umgang mit anderen Menschen achten?« oder »Worauf sollte ich im Umgang mit mir selbst besonders achten?« Worte, Bilder, Visionen, Gedankenblitze oder anderes mögen sich daraufhin in Ihrem Bewusstsein melden. Nehmen Sie diese an.
- Sie baden sich weiterhin im goldgelben Licht, bis Sie das Gefühl haben, ausreichend entspannt und durchlichtet zu sein. Viele Seminarteilnehmer berichten, dass sie sich nach dieser Übung deutlich klarer fühlen – als sei aus einer Milchglasscheibe durchsichtiges, klares Glas geworden.

Hilfe der Kahunas: ***Harmoniemittel Awa, Kukui, Olena.***

Mana 'o: Heilen

Heilen bedeutet für die Kahunas das Übertragen von Lebenskraft. Sie können sich selbst Mana übertragen. Sie können anderen Menschen, Lebewesen, Pflanzen, aber auch Gewässern, dem Boden und der Luft Mana übertragen. Energie heilt. Mana heilt sowohl körperliche Krankheiten als auch seelische Beschwerden.

Wenn die Kahunas Energie übertragen, vollziehen sie zunächst eine verstärkte Mana-Aufladung ihrer selbst. Dann legen sie ihre Hände auf den Körper des Patienten und lassen über die Aka-

Schnur aus ihrem eigenen, überquellend aufgeladenen Energie-Reservoir Mana in die Zonen und Bereiche des Patienten fließen, in denen es benötigt wird. Dann sprechen sie: »Ich lasse nun Gottes Größe und Kraft sich durch mich manifestieren.«

Wichtig ist bei jeder Heilung, sich ganz auf diese und auf Gesundheit einzustellen, und Begriffe wie »Krankheit«, »krank«, »funktionsuntüchtig«, »leidend« nicht einmal zu denken.

Ebenfalls bedeutsam ist, sich bei jeder Heilung auf Liebe und Dankbarkeit gegenüber dem Unaussprechlichen einzustellen. Der Kahuna kann »Wunderheilungen« vollbringen, weil er in Demut mit der göttlichen Kraft verbunden ist. Nicht er heilt, sondern diese große Kraft der schöpferischen Einheit. Nicht er weiß intellektuell, was im anderen Menschen auf welche Weise geheilt werden soll, sondern ebenfalls jene Kraft des Einen.

Die nun folgende Übung ist eine Heilübung, vor deren Durchführung Sie entscheiden müssen, auf welche körperliche Problemzone oder auf welche psychische Schwierigkeit Sie die Lebensenergie richten wollen. Wenn es Ihr Knie betrifft, wenden Sie Ihre Aufmerksamkeit und innere Bewusstheit dorthin, wenn Sie Rückenbeschwerden lindern oder beseitigen wollen, zum Rücken, und wenn es sich um seelische Nöte handelt, eben auf dieses Thema.

Übung

Sie können die folgende Übung im Liegen oder im Sitzen durchführen, wie es Ihnen lieber ist. Sie dauert etwa eine Viertelstunde oder kürzer.

- Zunächst vollziehen Sie eine Mana-Aufladung, entweder das »Energie-Schaufeln « oder die »Achtfache Atmung«.
- Nun stellen Sie sich plastisch vor, wie Sie rundum, durch und durch und ganzheitlich heil und gesund sind und wie der betreffende Körperteil oder das Organ leicht, geschmeidig, natürlich und stark arbeitet beziehungsweise wie die betreffende Gefühlsebene harmonisch, liebevoll und schöpferisch strahlt.
- Dann präsentieren Sie dem Kane über das Ku das Bild des absolut heilen Zustands von Körper, Geist und Seele und bitten um Kanes Hilfe. Das Kane möge die Energie schicken, um dieses geistige Bild in die irdische Wirklichkeit umzusetzen.
- Indem das Lono sich entscheidet, seinen ganz festen Willen darauf auszurichten, dass die Heilung und Gesundwerdung jetzt unwiderruflich beginnt, stärken Sie Ihre feste eigene Absicht, alles dafür in Bewegung zu setzen, gesund zu werden, zu sein und zu bleiben.
- Bitten Sie darum, dass die Heilung jetzt eingeleitet wird.
- Die feste Absicht zu Heilung und Gesundung verstärken Sie weiter, indem Sie bewusster und tiefer atmen und vor allem die Einatmung, das Aufnehmen neuer, frischer Energie, verstärken.
- Beenden Sie die Übung, wenn sich das Gefühl einstellt, dass das erreicht ist, was gewollt war. Danken Sie Kane und Ku und kommen Sie langsam zurück.

Hilfe der Kahunas: ***Harmoniemittel Awa, Olena.***

Ho' oponopono: Harmonie schaffen

In Hawaii und im gesamten polynesischen Raum gehen bewusst lebende Menschen am Abend nicht zu Bett, ohne den vorangegangenen Tag harmonisch abgeschlossen zu haben. Wir werden mit so vielem belastet, wir reagieren so schnell unüberlegt und senden negative Gedanken aus oder sind selbst Objekt solcher Impulse. So vieles bedarf des energetischen Ausgleichs, damit wir es nicht als unnötige Belastung in Schlaf und Traum hineinnehmen, wo sich derartige negative Impulse noch vertiefen und ausweiten können.

Deshalb schlagen die Kahunas vor, dass wir es uns angewöhnen, den Tag mit einem bewussten Harmonieausgleich zu beschließen. Das kann in der Familie oder Gruppe geschehen, mit der wir den Tag verbracht haben, oder allein. Daraus kann ein sehr schönes Ritual entstehen, das seine eigene Heilkraft entwickelt.

»Das Ho' oponopono bedeutet, mit Gott, der in jedem Menschen wohnt, Frieden zu schließen. Wenn du das tust, gibt es mit keinem anderen Menschen irgendein Problem, und Druck, Spannungen und Schuldgefühle, die Krankheiten verursachen, werden aufgelöst. Es geht bei diesem bewussten Harmonieausgleich nicht darum, die Fehler der anderen aufzuzeigen, sondern es handelt sich darum, einander zu vergeben, ohne zu argumentieren. Es ist eine Übung des Herzens: Wir bitten Gott in jeder Person, uns zu vergeben. Wir bitten um Vergebung und vergeben selbst –, aber du musst das auch wirklich von Herzen meinen. *Das wird dein Leben von Grund auf reinigen!*«

Wenn Sie allein sind, rufen Sie sich alle Personen in Erinnerung, die an diesem Tag für Sie mit schwierigen Situationen in Verbindung stehen. Sie können die Namen auch auf einem Blatt Papier niederschreiben.

Richten Sie sich dann an Ihr höheres Selbst: »Liebes Kane, ich bitte dich, reinige und kläre, löse und lösche alle negativen und belastenden Impulse, Erinnerungen, die heute im Zusammenhang mit ... (Name der Person) angesammelt wurden und mich in meiner Entwicklung behindern. Transformiere diese Energien in Licht. So sei es!«

Seien Sie in der Liebe und nicht im Ich. Es ist nicht gemeint, dass Sie etwas beiseite wischen, das Sie nicht sehen mögen, sondern eine echte Harmonie, im Sinne von Verstehen und Vergeben.

Spüren Sie tief in sich hinein und erfühlen Sie, ob und wann Sie merken, dass eine geistige Versöhnung und ein energetischer Ausgleich in Bezug auf die betreffende Person erfolgt sind.

Sollte es nicht beim ersten Mal zu einem Ausgleich kommen, so wiederholen Sie Ihre Bitte an das Kane, bis Versöhnung und Harmonie spürbar werden.

Die Schritte für den Harmonieausgleich in der Familie oder Gruppe sind:

- gemeinsames Gebet um die Öffnung der Herzen,
- Erzählen der Ereignisse,
- Nennung des Problems/der Probleme,

- die negativen Gefühle und Spannungen nennen und anschauen,
- verständnisvoller Austausch über die jeweilige Perspektive,
- Bekenntnis aller Mitglieder der Gruppe zum höheren Ziel der Liebe, (nicht recht haben wollen, sondern zuhören!),
- Probleme lösen, indem alle erkennen, dass das höhere Selbst mit den Problemen nicht und nie identifiziert ist,
- gemeinsam und einander gegenseitig alles in Erinnerung rufen, was die Mitglieder der Gruppe positiv verbindet,
- gemeinsames Gebet des Dankes.

Das Ho' oponopono ist keine »Gerichtsverhandlung« und kein verstandesmäßiges Analysieren nach westlichem Muster, denn unser Gemüt, das Ego und auch der Verstand haben bei diesem Ritual nichts zu suchen. Niemand hat Unrecht, und niemand ist im Recht! Diese Bemühung um einen Harmonieausgleich ist eine Angelegenheit des Herzens. Das Ho' oponopono kann zum immer wieder neuen Impuls werden, unsere Herzensqualitäten zu entwickeln und unserem seelischen Empfinden den Raum zu geben, der ihm zusteht.

So wie es für uns vielleicht eine gute Gewohnheit bedeutet, dass wir uns täglich duschen, so reinigen die Kahunas bei oder nach Sonnenuntergang ihre Seele, um für den nächsten Tag ganz frisch und rein zu sein. Sie nehmen die Öffnung für den Harmonieausgleich mit hinein in ihre Träume und bitten Ku und Kane um deren Mitarbeit. So beginnt der neue Tag ohne jede alte Vorbelastung.

Ein wichtiges Motto der Heiler aus Hawaii lautet:
Lass die Sonne nicht untergehen ohne ein Ho' oponopono.

Pico pico: Segnung

Die Segnung gehört zur täglichen, mehrfach wiederholten Praxis der hawaiischen Heiler. Alles wird gesegnet: die Natur mit Regen, Wind und Sonne, die Erde, der Mitmensch, aber auch Häuser und Brücken und sogar Geld werden gesegnet, damit es zum Beispiel jedem in dem hohen Maße zufließt, wie er oder sie es braucht ... Positive Eigenschaften anderer Menschen werden gesegnet. Das Segnen ist eine Würdigung des Positiven, durch diese bewusste Anerkennung kann es sich vermehren.

Die Kahunas segnen die Menschen, die sie heilen möchten. Sie segnen, was sie sich wünschen und haben möchten, wenn sie sicher sind, dass sie damit keinen anderen verletzen. Schönheit und Gesundheit werden gesegnet, wo immer sie ihnen begegnen – weil Schönheit und Gesundheit Ausdruck des Göttlichen sind.

Eine Freundin von mir; die alleinstehend war, mochte schon fast nicht mehr außer Haus gehen, weil sie überall nur noch auf glückliche Pärchen zu stoßen schien und sehr darunter litt, allein zu sein. Ich empfahl ihr, bewusst jedes Paar innerlich zu segnen, beide Partner zu ihrem Zusammensein zu beglückwünschen und ihnen größtmögliche Freude und Erfüllung zu wünschen. Das führte sie dann auch einige Zeit durch, obwohl es ihr am Anfang recht schwer fiel. Dadurch öffnete sie ihr eigenes Herz, konnte neue Energien aufnehmen und aussenden. Heute ist sie glücklich verheiratet!

Etwas Ähnliches empfehlen die Kahunas in Bezug auf Geld und Besitz: Wenn wir mehr davon wünschen, bislang in der Begegnung mit »reicheren« Mitmenschen oder beim Anblick von größeren Gütern eher neidisch reagiert haben und uns eng ums Herz wurde – weil wir davon bisher nur träumen konnten –, so sollten wir nun bewusst darauf achten, wohlhabende Menschen und materiellen Besitz zu segnen! Dadurch erkennen wir den Wert an, wir öffnen uns für diese Energie und beginnen, eine gleichartige Energie anzuziehen.

Durch die Segnung werden positive Kräfte in der Welt verstärkt. Außerdem hilft sie, Ziele, die wir haben, schneller und besser zu erreichen – wenn diese Ziele im Einklang mit dem eigenen Entwicklungsweg stehen und sich nicht gegen andere Menschen richten.

Durch den Vorgang des Segnens kann uns bewusst werden, dass schöpferische Kräfte in uns wohnen. Außerdem gilt die Gesetzmäßigkeit, dass alles, was wir der Welt tun und wünschen, eines Tages zu uns zurückkehrt.

Segnen bedeutet für die Kahunas »dankbar anerkennen und würdigen«.

Sie können in Gedanken segnen, mit Worten oder auch mit den Händen, indem Sie Ihre Hände über etwas halten. Am leichtesten scheint es mir zu sein, laut und vernehmlich zu sprechen.

Nun erhalten Sie ein Beispiel für eine Segnung.

Sie können diesen Vorschlag natürlich ganz individuell ändern.

»Ich segne die Natur. Möge sie gesunden und allen Menschen dienen.

Ich segne die Sonne und den Regen. Mögen sie dafür sorgen, dass alle Menschen genügend Nahrung bekommen.

Ich segne die Schönheit, denn sie ist für mich ein Ausdruck der Göttlichkeit.

Ich segne die Gesundheit aller Wesen in diesem Universum. Mögen Sie glücklich sein und Frieden fühlen.

Ich segne alle Menschen, Tiere und Pflanzen. Mögen sie gesund und kräftig sein.

Ich segne das Geld. Möge es allen Menschen ausreichend zufließen, und mögen sie es zum besten Nutzen aller einsetzen.

Ich segne alle Autos, Züge, Flugzeuge und Schiffe. Mögen sie alle Passagiere sicher und wohlbehalten an ihr Ziel bringen.

Ich segne meine Freunde. Mögen sie glücklich sein und die Freude, die sie mir bringen, tausendfach zurückerhalten.

Ich segne meine Klienten. Mögen Sie gesund sein und die Liebe in sich finden.

Ich segne das Glück, wo immer es mir begegnet. Möge es jeden Menschen erreichen und bei ihm verweilen.

Ich segne die Ruhe, die Stille und den Frieden. Mögen sie unseren Geist erreichen, uns beflügeln und begleiten.

Ich segne die Musik, die Farben und das Licht. Möge Harmonie in unser Wesen einziehen.

Ich segne mich selbst. Möge ich meinen Lebensplan erkennen und bewusst erfüllen, in Liebe und Harmonie.«

Hilfe der Kahunas: ***Harmoniemittel Awa, Olena, Kukui.***

Das Huna-Gebet

Das Gebet ist die allerstärkste »Technik« der Abenteuerschamanen. Das Gebet richtet sich vom Lono, dem mittleren Selbst, an das Kane, das höhere Selbst. Es »funktioniert« allerdings nur, wenn das Ku, das untere Selbst, gereinigt und energetisch auf das Lono eingestellt ist.

Inhalte des Huna-Gebets sind zum Beispiel:

- die Bitte um Klarheit darüber, was der Mensch wirklich will,
- die Bitte um körperliche und seelische Reinigung,
- die Bitte um spirituelle Führung,
- die Bitte um Heilung,
- die Bitte um Erkenntnis,
- die Bitte um Erfüllung des eigenen Lebensplans,
- die Bitte um geistige Entwicklung,
- die Bitte darum, in sich Liebe zu finden und Liebe zu leben.

Durch das Gebet werden nach der Erfahrung der Kahunas unermessliche Kräfte des Kane bewusst und gezielt für den Lebensplan aktiviert. Das leitet sehr oft wesentliche positive Veränderungen ein.

Jeder Mensch sollte sein eigenes Gebet entwickeln. Einige Hinweise, wie Sie dies können, gebe ich Ihnen gern. Ein in sich geschlossenes, »fertiges« Beispiel möchte ich Ihnen aber absichtlich nicht anbieten, um Ihre eigenen schöpferischen Kräfte nicht zu lähmen. Sie sollten das Huna-Gebet jeden Tag einmal vollziehen.

Ali'i führt zu diesem Thema aus: »Mit dem Huna-Gebet erklärst du etwas als wahr, das die Wirklichkeit des Guten bestätigt, das du wünschst. Es handelt sich dabei um eine Bitte, die du an Ihn richtest, die – entsprechend der Natur der Bitte – gar nicht anders als erfüllt werden kann. Sprich nach dem Gebet: Ich nehme die schöpferische Wirkung der Worte, die ich gesprochen habe, als Gesetz an. Sie werden sich jetzt unmittelbar erfüllen. Nichts kann verhindern, dass sie voll und ganz in meiner Lebenserfahrung Erfüllung finden.«

Zur typischen Abfolge eines Huna-Gebets gehören die folgenden Elemente:

- Sie notieren sich nach genauem Überlegen, welche Punkte für Ihr Gebet wichtig sind, und ob Sie das dann wirklich wollen.
- Dann finden Sie den Wortlaut des Gebets und schreiben ihn auf.
- Entschließen Sie sich nun fest, Ihr Lono ganz auf das Gebet auszurichten und darauf, dass Sie Ihre Energie voller Glauben und Vertrauen auf dessen Erfüllung richten.
- Nun folgt eine Kala-Reinigung (vor allem von Schuldgefühlen), wie sie beschrieben wurde (oder eine der kürzeren Übungen aus dem siebten Kapitel).
- Danach führen Sie die Mana-Aufladung durch (siehe vorher) und achten darauf, dass Sie sich sehr stark aufladen.

- Spüren Sie dann in sich hinein, um ein Symbol oder ein Bild zu finden. Das hilft dem Ku, seine Energie verstärkt einzusetzen. Lassen Sie sich auf den Inhalt Ihres Gebets ein und fühlen oder »sehen« Sie, welches Symbol oder Bild vor Ihrem geistigen Auge dazu auftaucht.
- Nun sprechen Sie das zuvor notierte Gebet halblaut oder mental und lassen das Symbol oder Bild mit einfließen, um so die Intensität des Gebets zu steigern.
- Nun bitten Sie das Kane ganz bewusst, das, was Sie an Worten und Wünschen gesendet haben, Wirklichkeit werden zu lassen. Versichern Sie dem Kane, dass Sie ihm vertrauen. Wenn Sie können und mögen, sagen Sie ihm auch, dass Sie es lieben.
- Wiederholen Sie das Gebet und das Gespräch mit dem Kane noch zweimal, sodass Sie es dreimal ausgesprochen haben.
- Sie beenden das Huna-Gebet mit einem Dank an das Kane für seine Hilfe, Liebe und Unterstützung.
- Dann können Sie »Amen« sagen oder nach Kahuna-Art mit den Worten schließen: »Lass Deinen Segen auf mich herabfallen.«

Hilfe der Kahunas: ***Heilmittel Awa, Olena, Kukui.***

Jeder Mensch ist in gewisser Hinsicht sein eigener Schöpfer, zumindest ein Mitarbeiter am göttlichen Lebensplan. Durch die regelmäßige Anwendung des Huna-Gebets erfahren Sie an sich selbst, dass Sie Ihre eigene Zukunft kreativ (mit-)gestalten können. Es ist gut möglich, dass Sie während des Gebets ein Prickeln fühlen, dass sich ein unendliches Glücksgefühl einstellt, dass Sie zu weinen beginnen, Freude, Liebe, Ehrfurcht oder anderes fühlen. Auch wenn Sie zunächst nichts spüren, heißt das nicht, dass das Gebet nicht »angekommen« ist!

Natürlich erfüllt sich nicht jedes Gebet, schon gar nicht sofort, Leider begegnen mir in der Praxis nicht selten Klienten, die zwar sagen, dass sie gesund werden wollen, das aber gleich wieder mit der Bemerkung einschränken: »Aber ich bin ja schon seit sechs Jahren in Behandlung, und nichts hat mir geholfen.« Wenn diese Menschen sich dann um das Huna-Gebet bemühen, ohne sich zuvor von ihren Selbstzweifeln und blockierenden Gedankenmustern befreit zu haben, kann gar nicht sehr viel »herauskommen«.

Oft genug werden unsere Gebete zu einer Zeit erhört, in der wir gar nicht mehr daran denken. Das mag uns dann manchmal so erscheinen, als würden sie zur Unzeit erfüllt. Deshalb ist es besonders wichtig, sich genau zu überlegen, worum Sie bitten. Wenn sich ein Gebet nicht erfüllt, ist es sinnvoll, darüber nachzudenken, ob der ausgesprochene Wunsch zurzeit in Ihren Lebensplan hineinpasst, oder ob nicht jetzt etwas völlig anderes für Ihr Wachstum notwendig ist, das Sie einfach noch nicht sehen oder spüren können. Ich habe mir angewöhnt, am Schluss jedes Gebets ausdrücklich hinzuzufügen, dass ich bereit bin, die göttliche Lösung anzunehmen.

Das Gebet nimmt im Heilwissen der Kahunas eine zentrale Stellung ein. Erst durch das Gebet öffnen wir uns in demütiger Weise für die göttliche Liebe und Weisheit und laden sie ein, durch unser Leben zu wirken.

Die Kahunas glauben, dass das Einzige, was wir tun können, um unsere Verletzungen zu heilen, die Liebe sei. Wenn wir uns in die Liebe einlassen, fließt die Energie, das Mana, frei; unendliche Intelligenz strömt durch uns hindurch und zeigt uns Möglichkeiten, unsere Ideen zu manifestieren – solange wir uns selbst offenhalten, empfänglich und entspannt. Sobald wir nicht (mehr) vertrauen, verspannen wir uns, werden starr oder aufgeregt – und nichts »funktioniert« mehr richtig. Das Gebet soll eine entspannte, »mühelose Bemühung« darstellen.

Im Rahmen meiner Seminare lassen sich in den Gruppen und Einzelübungen die Mentaltechniken der Kahunas natürlich noch gezielter vertiefen, und wir können gemeinsam weitere Anwendungsvarianten besprechen. Als Einstieg eignen sich die zuvor beschriebenen, in sich vollständigen Übungen jedoch jederzeit.

5
Harmoniemittel von »Kraftplätzen« aus dem Regenwald Hawaiis

Waiho wale kahiko:
Alte Geheimnisse werden euch geschenkt.

Wie die Kahunas den Wert von Heilmitteln einschätzen

»Komm, heute gehen wir in den Regenwald«, hatte Ali'i mich eingeladen. Es war ein früher Morgen im August. Ali'i ging mir voraus. Er lief sehr leichtfüßig, so, als ob seine Beine den Boden nicht einmal berührten. Mir schien es wie eine Wanderung durch ein unberührtes Paradies. Wir gingen schweigend etwa eine Stunde lang immer tiefer in den Regenwald Hawaiis hinein. Die Orientierung hatte ich schnell verloren, Wege bestanden hier nicht mehr. Dennoch wurde ich mit jedem Schritt, den es voranging, erwartungsvoller und irgendwie kindlich aufgeregt. Dieser Zustand verstärkte sich, ich nahm alles um mich herum intensiver wahr und fühlte, dass ich jetzt mehr denn je Teil der Natur war. Absonderung und Trennung, die ich sonst oft spürte, fielen ab. Ich fühlte mich wie verwachsen mit dem Regenwald Hawaiis und tief beglückt. »Endlich bin ich daheim«, dachte ich.

Wir kamen an einen Platz, wo sich der Urwald etwas lichtete, und ich sah ungefähr hundert Meter entfernt einen Vulkanfelsen aufragen, der vielleicht auf halber Höhe eine Höhle hatte. Ali'i erzählte mir, dass diese Höhle ein Heiau sei, ein heiliger Ort oder

»Kraftplatz«, an dem früher ein bedeutender Kahuna gewirkt habe. Dessen Energie wirke noch jetzt weiter. Das sei der Grund, warum er seine Heilpflanzen in der Umgebung dieses Kraftortes finde. »Du musst verstehen, dass wir Heilpflanzen niemals anbauen. Du hast dich gefragt, warum wir einen solch langen Weg in den Regenwald zurücklegen, nur um Pflanzen zu finden, die ich auch in meinem Garten anbauen könnte.

Aber ich möchte dir erklären, dass der Same einer Heilpflanze genau dorthin fällt, wo die Pflanze die besten Bedingungen findet, um zu wachsen und sich zu entwickeln. Würde ich den Samen nehmen und in meinen Garten säen, dann täte ich dem Samen Gewalt an. Bereits diese Handlung würde die Heilkraft der Pflanze in meinem Garten beeinträchtigen oder sogar aufheben.«

In meinem Kopf war die Frage aufgetaucht, ob es nicht zu viel Mühe für Ali'i sei, jeden Tag aufs Neue in den Regenwald zu marschieren. Der Kahuna hatte meine Frage offensichtlich gespürt, denn er führte seine Erklärungen lächelnd weiter aus: »Mein Kind, für mich ist das keine Arbeit, sondern Gottesdienst.«

Diese Aussage machte mir deutlich, wie ernst die Kahunas ihre heilerische Tätigkeit nehmen und wie sehr sie Heilung als Teil eines ganzheitlichen Lebens betrachten, das auf Gott ausgerichtet ist. Ich empfand, dass Ali'i als ein glücklicher »Diener« und »Priester« Gottes wirkte.

»Wenn ihr Heilpflanzen gewinnt«, fuhr er fort, »dann begeht ihr gravierende Fehler. Ihr baut die Pflanzen an. Das ist der erste Kraftverlust. Ihr erntet sie maschinell und zu einem Zeitpunkt, den ihr bestimmt. Das ist der zweite Kraftverlust. Ihr wirkt auf sie ein, indem ihr sie zerkleinert, zerreibt und weiterverarbeitet, ohne die Pflanzen zu fühlen. Das ist der dritte Kraftverlust. Und dann stellt ihr die fertige Arznei her, und während ihr das tut, denkt ihr an den Gewinn, den ihr damit erzielen werdet. Das ist der größte Kraftverlust.«

Mir blieb innerlich der Mund offen stehen. Warum war ich nicht selbst daraufgekommen? Das klang so erstaunlich einleuchtend und einfach! Jedem Hinweis von Ali'i konnte ich nur hundertprozentig zustimmen. Dann fragte er mich: »Was, glaubst du, können eure Heilmittel noch bewirken?« Was sollte ich darauf antworten? Mir fiel nichts Sinnvolles dazu ein. Ali'i lächelte mich wieder an und sagte: »Siehst du, mein Kind, das ist der Grund, warum du hierher gekommen bist. Du hast das schon früher in dir gespürt. Und das ist auch der Grund dafür, dass ich dir die Geheimnisse der Harmoniemittel der Kahunas offenbare. Ich möchte dir zeigen, dass es das, was du gesucht hast, wirklich gibt.

Unbekannte Essenzen aus dem Regenwald Hawaiis

Die im Folgenden beschriebenen, bislang unbekannten Essenzen aus Pflanzen des hawaiischen Regenwalds stehen erstmals außerhalb Hawaiis zur Verfügung. Was sie sind, wie man sie gewinnt (die innere Einstellung und äußeren Riten dazu), ihre Wirkungen und ihre Anwendung durfte ich von Ali'i erfahren.

Awa, die achtjährige Wurzel – »der Schutz« (Piper methysticum)

Wir kamen zu einem Platz, auf dem nur Gräser und niedrig-wüchsige Pflanzen standen, die einen unüberschaubaren grünen Teppich bildeten. Ali'i ging unverwandt auf einige kleine Pflänzchen zu, die auf mich keinen bemerkenswerten Eindruck gemacht hatten, und er kniete sich zunächst bei ihnen nieder. Dann stand er wieder auf und bedeutete mir, dass ich mich schräg hinter ihn stellen sollte.

Er öffnete seine Arme zum Himmel und zog offensichtlich Energie von oben herunter zu den Pflänzchen. Ich spürte das zumindest so, denn eine unglaublich starke Energieströmung von oben ließ mir die Knie weich werden, sodass ich mich hinsetzen musste. Wieder beeindruckte mich der heilige Ernst tief, mit dem Ali'i seine Rituale ausführte und von dem ich mich liebevoll und innerlich durchdringend und ergreifend umfangen fühlte.

Er erklärte mir später, dass seine *Awa-hiva*-Heilpflanzen ihr gesamtes achtjähriges Wachstum hindurch von ihm täglich einzeln mit Energieritualen begleitet würden, in denen der Kahuna als Mittler Lebensenergie von oben in die Pflanzen und ihre Wurzeln leitet und sie bittet, diese Energie in der Wurzel zu speichern.

Die Awa-Pflanzen wachsen zu etwa mannshohen Bäumen heran, mit einem bambusähnlichen Stamm von rund fünf Zentimeter Durchmesser. Die Awa-Blätter sind herzförmig. Die Blätter werden für Tees gebraucht, die unter anderem helfen sollen, sich das Rauchen abzugewöhnen. Als besonders heilkräftig haben die Kahunas seit vielen Jahrhunderten die Wurzeln erkannt, weil sich dort die universelle Energie in hohem Maße konzentriert und speichert.

Einige Tage später erlebte ich die »Ernte« der Awa-Wurzeln mit. Ali'i stand vor einem Awa-Bäumchen, das genauso groß war wie er selbst. Schweigend fragte er das Bäumchen, ob dieses nach acht Jahren des Wachstums und der Aufladung bereit sei, sich zu verschenken. Auf ein nur ihm erkennbares Zeichen hin kniete sich Ali'i nieder und hob nun zu meiner äußersten Verblüffung nur mit Daumen und Zeigefinger den stattlichen Baum mitsamt seinen weitverzweigten Wurzeln aus der Erde, wie wenn man ein Haar aus Butter herauszieht. Ali'i erklärte mir später, dass dies das untrügliche äußere Zeichen dafür sei, dass sich das Awa-Bäumchen wirklich bewusst dem Kahuna-Heiler geschenkt hatte. Mich berührt auch in der Erinnerung noch die spirituelle Hingabe, mit der Ali'i alle seine Schritte im Umgang mit den Heilpflanzen vollzog. Es entstand dabei immer ein hochgestimmtes Gefühl wie bei einer wunderschönen und spirituell bewussten Hochzeitszeremonie in einer Kirche.

Die hawaiischen Heiler nennen den Zustand des Kahunas, wenn er sich den Heilpflanzen widmet, Kaula. Dieses Wort bezeichnet einen Zustand der Wunschlosigkeit und der innigen Verbindung mit der Schöpferkraft, mit der Natur und mit allem, was ist. In diesem Moment gibt es nicht mehr den Kahuna und die Pflanze, sondern zwei Geschöpfe, die miteinander verschmelzen. Erst dadurch kann die Energieaufladung erfolgen.

Ali'i schüttelte die losen Bodenreste von den Wurzeln und nahm das Awa-Bäumchen mit nach Hause. Dort wurde es an der Sonnenseite zum Trocknen hingelegt. In einem bestimmten Trockenstadium lösen sich die Wurzeln wie von selbst vom Stamm, ohne äußere Einwirkung, ohne Messer, Säge oder Beil.

Die Wurzeln zerfallen dann im weiteren Trocknungsprozess in kleinere Stückchen. Diese kleineren Teile werden entweder bei den Ho' oponopono-Zeremonien gekaut, oder – und das bildet den Hauptzweck der Wurzeln – benutzt, um wässrige Auszüge zu gewinnen. Dazu legen die Kahunas die Wurzelstücke etwa einen Monat lang in Quellwasser, das mit Alkohol versetzt ist – immer noch unter der direkten Sonnenbestrahlung auf der Südseite ihres Hauses. Der entstandene Auszug ist das Awa-Harmoniemittel.

Wirkungen von Awa

- Das Harmoniemittel Awa dient allgemein als Schutz und Unterstützung auf allen Ebenen. Awa schützt auf der physischen, mentalen und emotionalen Ebene, es öffnet und fördert auf der spirituellen Ebene.
- Awa hilft, dass sich eine angegriffene Aura wieder aufbaut.
- Awa legt sich wie ein hauchdünner goldgelber Film über die äußerste Schicht der Aura und schützt sie dadurch vor weiterem Energieverlust und unter Umständen vor astralen »Angriffen«.
- Awa füllt in der Aura entstandene Risse oder sogar »Löcher«.
- Awa verstärkt die Strahlkraft der Aura und harmonisiert die Farben der Aura – damit wirkt Awa auch auf das gesamte Wohlbefinden des Menschen, das bekanntlich eng mit dem Zustand seiner Aura zusammenhängt.
- Awa wirkt vor allem auf das sechste und siebte Chakra ein.
- Awa stellt generell eine zusätzliche hohe Energie zur Verfügung, die das Wesen nutzen kann, um sie an den jeweils schwächsten Stellen einzusetzen und so Heilung einzuleiten.
- Awa hilft, die Verbindung vom Lono über das Kane zu intensivieren und das »Feedback« des Kane deutlicher »hörbar« oder »spürbar« werden zu lassen.
- Awa mildert allgemein negative Gefühle und verstärkt positive

Empfindungen. Damit bringt es mehr Harmonie in unseren Lebensplan und in das Leben, und unser Vertrauen in uns selbst und die Schöpferkraft wächst.

- Awa hat sich nach Schocks, Unfällen, Operationen, Schicksalsschlägen sowie bei Ängsten und Phobien besonders bewährt.
- Awa beruhigt und normalisiert das zentrale Nervensystem (ohne »unterdrückende« Wirkungsweise wie bei Psychopharmaka).
- Awa gibt Kraft und regeneriert in wenigen Minuten.

Weitere Wirkungen finden Sie im neunten Kapitel und im Symptomregister.

Anwendung von Awa

Awa wenden Sie morgens an. Sie nehmen einen Tropfen aus dem Vorratsfläschchen auf ein Glas Wasser und trinken das Wasser schluckweise, möglichst vor dem Frühstück. Um die Wirkung zu verstärken, können Sie die Flasche bei sich tragen, sie in der Hand halten, nachts unter das Kopfkissen legen und so fort.

Zu Beginn der Behandlung, etwa ein bis zwei Wochen lang, empfiehlt es sich, abends vor dem Schlafengehen noch einmal einen Tropfen in ein Glas Wasser zu träufeln und es schluckweise zu trinken.

Man kann Awa ebenfalls äußerlich anwenden, indem man ein Tröpfchen auf die Kuppe des kleinen Fingers gibt und die betreffende Körperstelle einreibt (zum Beispiel bei Ekzemen, Wunden, Verstauchungen und dergleichen; siehe auch Symptomregister).

Noni, die Frucht der Jahreszeit – »das Loslassen« (Morinda citrifolia)

Noni ist ein Busch, der etwa einen Meter hoch wächst. Nur im obersten Bereich dieses niedrigen Busches, und nur, wenn der Urwald am Wuchsort des Noni genügend Licht durchlässt, wachsen sternförmig vier Früchte. Sie sehen nach Farbe und Form Zitronen ähnlich, sind jedoch kleiner. Ihre Schale fühlt sich an wie Samt. Die Früchte werden nicht gegessen. Der Kahuna geht eine Wachstumsperiode lang jeden Tag zu seinen Noni-Büschen, um mit der Pflanze und den heranwachsenden Früchten zu beten. Er wendet für die Noni-Büsche mehr Zeit auf als für die Awa-Bäumchen, da die Wachstumsperiode ja nicht acht Jahre wie bei Awa, sondern nur eine Saison lang dauert und der Kahuna sicherstellen möchte, dass die Noni-Früchte wirklich voll aufgeladen sind.

Der Kahuna pflückt die Noni-Frucht, wenn sie völlig reif und gelb ist und keine grünen Stellen mehr aufweist. Aber auch hier stellt er sich vor dem Ernten auf die Pflanze ein und fragt, ob sie bereit sei, ihre Früchte zu schenken. Erst dann nimmt er sie dankend in Empfang. Er packt sie in Watte, nimmt sie mit nach Hause und legt sie daheim so, dass die Früchte einander nicht berühren, in ein großes Glas, das in der Sonne steht. Das verschlossene Glas lässt er ein halbes Jahr lang auf dem Südbalkon des Hauses stehen. Alle zwei bis drei Tage betet er mit den Früchten. Die Noni-Früchte nehmen nach und nach eine dunkelbraune Farbe an und scheiden ihren Saft aus, der ebenfalls dunkelbraun ist. Nach einem halben Jahr schöpft der Kahuna den bräunlichen Saft ab. Zur Verwendung als Heilmittel kann dieser Saft mit einer fünfzehnprozentigen Alkohollösung versetzt und haltbar gemacht werden.

Der Kahuna wies mich beim Abschöpfen des Saftes noch einmal darauf hin, dass er nicht im Geringsten auf die Gewinnung des Heilmittels eingewirkt habe. Daher sei Noni das sanfteste Entgiftungsmittel, das zur Verfügung stehe. Wie ich aus Erfahrung weiß, sind sanfte Heilimpulse die wirksamsten!

Wirkungen von Noni

- Das Harmoniemittel Noni dient allgemein zur umfassenden und nachhaltigen Reinigung und Entgiftung.
- Noni wirkt, weil es nicht so hoch aufgeladen ist wie das Awa, vor allem auf der physischen, mentalen und emotionalen Ebene.
- Körperlich unterstützt Noni die Tätigkeit der Nieren, Leber und Lymphe. Die Entgiftungsfunktion dieser drei Bereiche ist besonders wichtig, um unseren pH-Wert (den Säure- beziehungsweise Basenwert von Blut, Zellen und gesamtem Organismus) neutral zu halten (zum Beispiel um pH 7, weil Krankheiten meist nur im »sauren« Milieu entstehen können). Ebenso beeinflusst es Herz und Darm. Ali'i fügte aufgrund seiner Erfahrung als Anwendungsgebiete noch Haut, Knochen, Gastritis und hohen Blutdruck hinzu.
- Noni mildert im Emotionalen die Auswirkungen negativer Gefühle auf das ganze Wesen. (»Eine Minute Ärger ist schlimmer als ein Esslöffel Gift«, sagte mir Ali'i.)
- Noni hilft mit, Gefühlsblockaden aus der Vergangenheit aufzulösen.
- Noni unterstützt die Bereitschaft des Lono, positive Gedankenmuster zu entwickeln.
- Noni hilft mit, extrem negative Gedankenmuster zu beenden.
- Noni unterstützt die Entgiftung der Aura, einschließlich der Auflö-

sung von belastenden, überholten Prägungen aus vergangenen Leben. Noni erhöht auch die Strahlkraft der Aura.

- Noni wirkt verstärkt auf das erste, zweite, dritte und fünfte Chakra.
- Noni trägt sofort zur schnellen Reinigung und zum Loslassen nach stressbedingten Situationen, ärgerlichen Erlebnissen oder zum »Verdauen« von Schicksalsschlägen bei.

Weitere Wirkungen finden Sie im neunten Kapitel und im Symptomregister.

Anwendung von Noni

Noni nehmen Sie zweimal täglich, Sie geben jeweils zwei Tropfen auf ein Glas Wasser und trinken dieses Wasser schluckweise vor dem Essen, zum Beispiel vor dem Frühstück und vor dem Mittagessen.

Sollte das Gefühl auftreten, dass Sie die Wirkung verstärken möchten, können Sie Noni während der ersten ein bis zwei Wochen auch dreimal täglich nehmen. Noni wird nur innerlich angewendet.

Essiak, drei- bis vierjährige Blätter – »die Stärkung« (Artium lappa, Herba rumex, Rhizoma rhei, Cortex ulmi)

Essiak ist ein Auszug aus einem Gemisch von Blättern von vier verschiedenen, kleineren Büschen aus dem Regenwald Molokais. Die vier Büsche heißen *Koai'a, Kukae', Kahakai* und *Kauki* (botanische

Namen: siehe oben). Der Kahuna betet täglich mit ihnen, ein ganzes Jahr hindurch. Aus der Tradition wissen die Heiler, dass die einzelnen Blätter auf verschiedene Organe wirken. Das Gemisch der Blätter, beziehungsweise ein wässriger Auszug daraus, wirkt besonders intensiv zur Stärkung des Immunsystems. Essiak und dessen Zusammensetzung ist Ali'is ganz besondere Entdeckung. Damit hat er einen eigenständigen Beitrag zur Entwicklung eines neuen hawaiischen Heilmittels geleistet. »Es ist sehr wichtig in dieser Zeit«, sagt er.

Nach ungefähr einem Jahr – der Kahuna fragt die Pflanze immer vorher, ob sie bereit ist, sich zu schenken – erntet er nur die stärksten Blätter des jeweiligen Strauches. Er nimmt sie vorsichtig an sich, um sie nicht zu beschädigen, zu biegen, umzuknicken oder einzureißen, und bringt sie nach Hause. Diese frischen Blätter legt er in ein Glas mit einer schwachen alkoholischen Lösung, verschließt es und lässt es drei bis sechs Monate in der Sonne auf seiner Terrasse stehen.

Während dieser Zeit betet er zwei- bis dreimal wöchentlich mit den Blättern und überwacht die Entwicklung der Essenz. Der entstehende Auszug ist hellgrün. Er wird direkt eingenommen oder aufgetragen.

Wirkungen von Essiak

- Essiak wirkt vor allem günstig auf das Immunsystem. Es regt das Immunsystem insgesamt und bestimmte Organe an (unter anderem wirkt Koali auf die Thymusdrüse, Kukui auf die Milz, Kahakai auf das Knochenmark. Alle drei zusammen stimulieren die Abwehrkräfte; Kauki wirkt auf die Psyche und auf das zentrale Nervensystem).
- Essiak bessert alle Schwächezustände.

- Essiak hilft bei Allergien und Pilzerkrankungen.
- Es unterstützt die Abwehr bei allen rezidivierenden (wiederkehrenden) Infekten (Grippe, Angina, Ohrenschmerzen).
- Essiak fördert die Behandlung von Heuschnupfen, Neurodermitis und Psoriasis (Schuppenflechte).
- Essiak hilft, sich abzugrenzen. Abgrenzung bedeutet zu lernen, schädliche Schwingungen von außen nicht in sich hineinzunehmen, sondern sie dort zu belassen, wo sie entstehen (zum Beispiel Wut, Ärger, Schuldgefühle von anderen Menschen).
- Essiak fördert die Entwicklung des Selbstbewusstseins und stärkt es.
- Essiak klärt die Aura – dort, wo sie »verbacken«, »verklebt« oder »verschrumpelt« ist, hebt Essiak die Aura und lüftet sie durch.
- Essiak wirkt speziell auf das vierte Chakra, es greift auch unterstützend beim zweiten und dritten Chakra ein.
- Bei Kindern kann Essiak erfolgreich dazu beitragen, eine etwa vorhandene Unbeholfenheit abzulegen.
- Essiak ist ein glänzendes Prophylaxemittel zur Aufrechterhaltung eines gesunden Immunsystems.

- Essiak hilft, sich gegen unerwünschte energetische Einflüsse aus der Umwelt »abzugrenzen«.

Weitere Wirkungen siehe im neunten Kapitel und im Symptomregister.

Anwendung von Essiak

Sie nehmen, je nach Lage und Schwierigkeit des Falles, zwischen einem und fünf Tropfen Essiak täglich, jeweils in einem Glas Wasser. Im akuten Fall setzen Sie Essiak fünfmal täglich ein. Die Behandlungsdauer ist individuell verschieden.

Essiak wird nicht nur innerlich angewendet, sondern – vor allem bei Schädigungen der Haut – auch äußerlich. Dabei gibt man einen Tropfen Essiak in ein Glas Wasser und tupft das Gemisch mit einem Wattebausch auf die betreffenden Stellen. Bei größeren Hautarealen können Sie auch eine Kompresse anlegen und über Nacht wirken lassen.

(Ein Mittel, das im Südwesten der USA ebenfalls unter dem Namen »Essiak« angeboten wird, ist übrigens nicht identisch mit dem Harmoniemittel der Kahunas.)

In Absprache und Übereinstimmung mit Ali'i werden Awa, Noni und Essiak für Menschen in Europa und auf dem amerikanischen Festland in Form von spezifischen Hochpotenzen verwendet.

Alle Harmoniemittel sollten vor dem jeweiligen Gebrauch noch einmal »aufgeschüttelt« werden. Das »Aufschütteln« erfolgt so, dass Sie das jeweilige Fläschchen in die rechte Hand nehmen und es siebenmal auf der offenen Handfläche der linken Hand, also in der Mitte des Handchakras, leicht »aufstoßen«, eben »aufschütteln«.

Der Kahuna sagt, dass im Handchakra der linken Hand alle Informationen des Wesens enthalten seien. Durch das dort vorgenommene siebenmalige Berühren und Aufschütteln flössen diese Informationen in die Tropfen ein. Diese üben ihren Einfluss dort aus, wo das Wesen es am meisten braucht, wo es am schwächsten ist.

Seit nunmehr dreizehn Jahren habe ich diese Essenzen in meiner Praxis täglich verordnet und bin heute noch genauso fasziniert von ihrer Wirkung wie am Anfang. Deshalb möchte ich noch einmal unterstreichen: Diese Harmoniemittel sind reine Natur, absolut unbeeinflusst vom menschlichen Willen. Sie entsprechen nach Auffassung der Kahunas unserem ursprünglichen Sein und unserem wahren Selbst. Durch die Aufladung entstehen nicht nur die beschriebenen körperlichen Reaktionen, sondern darüber hinaus wird der innere Arzt angesprochen, und die Selbstheilungskräfte des Einzelnen werden so reaktiviert. Die Aufladung der Harmoniemittel wirkt wie ein Gebet, das uns mit unserer Quelle verbindet, auch wenn wir vielleicht selbst im Augenblick nicht aus vollem Herzen beten können.

Die drei Mittel Awa, Noni und Essiak können den drei Ebenen des Selbst zugeordnet werden, dem höheren, mittleren und unteren Selbst. Über die Praxishinweise zur Anwendung dieser Harmoniemittel hinaus, welche ich Ihnen in diesem Buch vorstelle, können Sie selbst hineinspüren, auf welcher Ebene Sie Heilung gerade besonders brauchen und dementsprechend ein einzelnes Harmoniemittel oder eine bestimmte Kombination wählen.

Ali'i gab mir mit auf den Weg: »Nach der Einnahme dieser Mittel soll sich der Klient immer dafür bedanken, dass es diese Form von Heilmitteln auf der Erde gibt und er sie erhält, wenn er Hilfe wirklich sucht.«

Olena, Koali, Kukui und Popolo

Bei meinem letzten Besuch in Hawaii im Sommer 1995 enthüllte Ali'i mir vier weitere Harmoniemittel der Kahunas, die nun auch bei uns in Europa zur Verfügung gestellt werden – insgesamt verwenden die Kahunas knapp zwanzig. Auch diese Essenzen zeigen großartige Wirkungen. Wenn Sie eines der Mittel für sich selbst aussuchen, dann hören Sie auf den Klang des Wortes in Ihnen. Ihr Ku wird Ihnen präzise sagen, welches Mittel jetzt für Sie das Beste ist.

Olena – »das Vertrauen«
(Curcuma longa)

Olena ist eine Wurzel, die drei Jahre lang gleichsam heranreift und dabei vom regelmäßigen Gebet des Kahuna begleitet wird. Gewinnung und Herstellung der daraus gewonnenen Arznei erfolgen wie bei Awa.

Körperliche Wirkungen: Olena unterstützt die Blutbildung und die Zellerneuerung. Es ist ein Aufbaumittel für alle, die nach einer Periode der Schwächung neue Kraft benötigen. Es enthält viel Mana und gibt dem Körper neue Energie zur Beschleunigung der Gesundung, zum Beispiel bei der Rekonvaleszenz, nach Krankheiten, einer Geburt, Operationen und in der Geriatrie.

Die Wirkung: Olena ist ein Aufbaumittel für alle, die nach einer Periode der Schwächung neue Kraft benötigen.

- Olena unterstützt die Blutbildung und die Zellerneuerung.
- Es gibt dem Körper neue Energie zur Beschleunigung der Gesundung, z. B. in der Rekonvaleszenz, nach Krankheiten, Geburten und Operationen.
- Olena hilft ein gesundes Selbstwertgefühl zu entwickeln: „Ich bin es wert!"
- Olena unterstützt das Wiedererkennen unserer inneren Göttlichkeit und bestärkt uns in unserem „Vertrauen". Wir werden wieder glücklich und dankbar. Wir erkennen, dass uns nichts geschehen kann, weil ER uns liebt.
- Olena öffnet die Verwirklichung von Liebe in uns – wenn wir es zulassen.

Die Anwendung: Olena wenden Sie morgens an. Sie nehmen einen Tropfen aus dem Vorratsfläschchen auf ein Glas Wasser und trinken das Wasser schluckweise, möglichst noch vor dem Frühstück. Um die Wirkung zu verstärken, können Sie die Flasche bei sich tragen, sie in der Hand halten, nachts unter das Kopfkissen legen usw.
Zu Beginn der Behandlung, etwa ein bis zwei Wochen lang, empfiehlt es sich, abends vor dem Schlafengehen noch einmal einen Tropfen in ein Glas Wasser zu geben und es schluckweise zu trinken.

Koali – »die Harmonie«
(Ipomena indica/cairica)

Dies ist eine Pflanze mit rosafarbenen Blüten und fünf- bis siebenteiligen Blättern. Sie wächst vor allem in Trockengebieten. Das Beten der Kahunas mit diesen Pflanzen beginnt im Frühjahr, die »Ernte« erfolgt im Sommer. Dabei werden immer nur einige Teile der Pflanze genommen, nie die ganze. Welcher ihrer Teile »bereit« ist, durch den Kahuna geerntet zu werden, »entscheidet« die Pflanze selbst. Verwendet wird der »Saft« aus Wurzeln, Stängeln, Blättern und Blüten. Die Pflanzenteile werden in eine Flüssigkeit gelegt, die zur Hälfte aus Wasser, zur Hälfte aus Alkohol besteht, und in die Sonne gestellt. Mit dieser Flüssigkeit betet der Kahuna. Der Abguss bildet die Originaltinktur für die Vorratsfläschchen.

Die Wirkung: Koali ist das „Harmonie"-Mittel: es gleicht extreme Gemütslagen aus und wirkt auf körperliche Über- und Unterfunktionen harmonisierend.

- Koali fördert die Heilung und Stärkung von Knochen z. B. nach einem Bruch und in allen Wachstumsphasen.
- Es lindert und heilt Dermatosen und Neurodermitis.
- Koali gleicht extreme Gemütslagen aus, Über- und Unterfunktionen, innere Unruhe, Gleichgültigkeit oder Apathie. Es fördert Geduld und Gelassenheit.
- Es bringt Ruhe ins innere Wesen.
- Koali heilt das Gefühl, sich ungeliebt zu fühlen.
- Außerdem ist Koali wirkungsvoll, um Kindheits-Traumata sanft abzubauen.
- Koali lässt alte emotionale Wunden heilen, ohne sie direkt anzurühren.

Die Anwendung: Sie nehmen von Koali bis zu viermal täglich zwischen einem und vier Tropfen, jeweils in einem Glas Wasser. Die Behandlungsdauer ist individuell unterschiedlich. Koali kann auch äußerlich angewandt werden, z. B. bei Hautproblemen. Dabei gibt man das Koali-Wasser-Gemisch (1 Glas Wasser + 1 Tropfen Koali) auf einen Wattebausch und betupft die entsprechende Stelle oder legt eine Kompresse auf.

Kukui – »die Freude«
(Aleurites moluccana)

Dieses Harmoniemittel entsteht aus den Blättern der Kukui-Pflanze, mit der die Kahunas viele Jahre lang beten. Im Frühling werden die frischen Triebe abgenommen.

Die Wirkung: Kukui fördert, Anerkennung für andere und für sich selbst zu entwickeln, Freude zu empfinden und sich „leichter“ zu fühlen. Wir lernen, uns auch einmal eine Schwäche zu erlauben und können anderen leichter vergeben.

- Kukui regt die Verdauung an. Es wirkt leicht abführend.
- Es lindert Katarrhe der oberen Luftwege, hilft bei Halsentzündungen und Schluckbeschwerden, sowie bei Schwellungen und Hitzewallungen.
- Kukui hilft bei schlecht heilenden Wunden, z. B. Hautabschürfungen.
- Es hilft, uns und anderen zu vergeben.
- Kukui wird angewandt, um mentale Härte, falsche Durchhalteprinzipien und Widerstand gegen Gefühle „aufzuweichen".
- Es hilft, sich selbst Lob und Anerkennung auszusprechen.
- Es fördert die Empfänglichkeit für die innere Stimme und die Zärtlichkeit des Herzens.
- Kukui hilft, neue Perspektiven zu gewinnen und weniger hart im Urteil mit sich selbst und anderen zu sein.

Die Anwendung: Sie nehmen Kukui viermal täglich, jeweils ein Tropfen auf ein Glas Wasser. Trinken Sie dieses Wasser schluckweise vor dem Essen.
Bei Sinusitis und Katarrhen können Sie ein bis zwei Tropfen der in Wasser gelösten Tropfen in jeweils ein Nasenloch „hochziehen".

Popolo – »die Bestimmung«
(Solanum americanum)

Der *Popolo*-Busch wird etwa einen Meter hoch, er hat lange grüne Blätter und verjüngt sich nach oben hin zu einer Spitze. Zwei Jahre lang beten die Kahunas mit diesem Busch, jedes Jahr ernten sie

Beeren davon. Diese Beeren sehen schwarzglänzend aus, schmecken süßlich und ähneln Weintrauben. Die Arznei daraus wird so hergestellt wie jene aus der Noni-Frucht.

Die Wirkung: Popolo wirkt anregend und motivierend. Es lässt den „Seelenmotor" wieder richtig anspringen und hilft, neue Ansätze für die jeweiligen Lebensziele zu finden.

- Popolo wirkt auf die Lymphe allgemein, besonders im Kopfbereich; es fördert die Schleimausscheidung und hilft bei Erkältungskrankheiten der oberen Luftwege.
- Es stärkt den tiefen, inneren Willen und unterstützt den Menschen, sich aus alten Verhaltens- und Glaubensmustern zu lösen.
- Es hilft bei der Orientierung über Lebensziele und Zielfindung.
- Popolo wirkt wie eine „gereinigte Zündkerze" – es gibt neuen Elan und führt zu dem, was wirklich wichtig für die Entwicklung des einzelnen Menschen ist.

Die Anwendung: Popolo wenden Sie morgens an. Sie nehmen einen Tropfen aus dem Vorratsfläschchen auf ein Glas Wasser und trinken das Wasser schluckweise, möglichst noch vor dem Frühstück. Um die Wirkung zu verstärken, können Sie die Flasche bei sich tragen, sie in der Hand halten, nachts unter das Kopfkissen legen usw.

Popolo kann auch äußerlich angewandt werden. Dabei gibt man das Popolo-Wasser-Gemisch (1 Glas Wasser + 1 Tropfen Popolo) auf einen Wattebausch und betupft die entsprechende Stelle oder legt eine Kompresse auf.

Kalo – »der Neubeginn«

Die *Wirkung:* Kalo hilft, mit bewussten Ängsten besser umgehen zu lernen, um sie überwinden zu können. Es wirkt schmerzlindernd und beruhigend auf Magen und Nervensystem.

- Kalo wirkt allgemein schmerzlindernd und besänftigend.
- Es beruhigt den nervösen Magen.
- Es lindert bewusste Ängste und führt sanft zu deren Ursachen:
  Angst vor Krankheit, Unfall, Tod
  Angst vor Arbeitslosigkeit und finanziellem Ruin
  Angst vor der Macht anderer Menschen über mich
  Angst, »es nicht zu schaffen«
- Hilfreich bei Pessimismus und Apathie
- Unterstützt dabei, die Probleme des Lebens leichter zu nehmen und hoffnungsfroher und vertrauensvoller zu denken
- Es stärkt die eigene Intuition und lässt neue Lösungsmöglichkeiten oder Perspektiven erkennen.
- Fördert Selbsterkenntnis und Einsicht

Die Anwendung: Kalo nehmen Sie bis zu viermal täglich, jeweils einen Tropfen auf ein Glas Wasser. Trinken Sie dieses Wasser schluckweise vor dem Essen.

Sollten Sie die Wirkung verstärken wollen, können Sie Kalo in den ersten ein bis zwei Wochen auch fünfmal täglich einnehmen.
Kalo wird nur innerlich angewendet.

Hala – »die Tatkraft«

Die Wirkung: Hala baut innere Stabilität auf und verleiht mehr Entscheidungsvermögen und Tatkraft.

- Es unterstützt Ausscheidung und Entgiftung.
- Hala wirkt lindernd bei Schmerzen im Brustbereich ohne klinischen Befund.
- Bewährt als wohltuendes Stärkungs- und Aufbaumittel in Situationen von Stress und Überforderung
- Fördert Kreativität, Tatkraft und Klarheit des Denkens, unterstützt das »Nein«-Sagen, um sich selbst nicht länger zu überfordern
- Es lindert unbewusste Ängste, z. B.
  Zukunftsängste
  Versagensängste
  Schuld- und Unwertgefühle
- Hilft dabei, neue Lebensziele zu definieren, sie mit Tatkraft und Umsicht zu verfolgen, um sie dann auch wirklich zu erreichen

Die Anwendung: Hala nehmen Sie bis zu vier Mal täglich, jeweils einen Tropfen auf ein Glas Wasser. Trinken Sie dieses Wasser schluckweise vor dem Essen.

Sollten Sie die Wirkung verstärken wollen, können Sie Hala in den ersten ein bis zwei Wochen auch fünfmal täglich einnehmen.

Hala wird nur innerlich angewendet.

6
Aura und Gesundheit

Kukulu ka 'ike i ka 'opua: ***Erkenntnisse finden sich im Unsichtbaren.***

Schamanistisches Aura-Lesen als Mittel zur Diagnose

Jeder Mensch besitzt eine »Aura«, eine Art Energiefeld oder Energiehülle, die sich mehr oder weniger weit ringsherum um seinen Körper erstreckt. Sie dient als Schutz vor kosmischen Strahlungen, Erdstrahlen und vor allem auch vor der Beeinflussung oder Beeinträchtigung durch negative Schwingungen, die andere Lebewesen wie Menschen oder Tiere und auch negativ besetzte Orte ausstrahlen. Wir können lernen, über die Aura Energien wahrzunehmen.

Ein Mensch, der zum Beispiel wütend ist und sich in meiner Nähe befindet, beeinflusst meine Aura, seine Aura »kommt« an. Ich kann sie fühlen. Sogar wenn der Mensch gar nicht mehr im Raum ist, kann ich immer noch wahrnehmen, dass etwas in der Luft »hängt«: Wir sprechen von »dicker Luft«.

Die Kahunas unterscheiden die körperliche Aura von der Seelen-Aura. Die körperliche Aura ist ständigen Veränderungen unterworfen, weil sie die momentanen Gefühle und den jeweiligen Zustand von Wohlbefinden oder Unwohlsein widerspiegelt. Die körperliche Aura umgibt den gesunden Menschen in der Regel mit einer feinstofflichen Hülle, die sich etwa fünfzig Zentimeter um den gesamten Körper herum ausdehnt (unter den Füßen ist sie schwächer).

Beim gesunden Menschen strahlt sie in unterschiedlichen Farben, die Grundfarben sind von Mensch zu Mensch verschieden, je nach Typus. Rosa ist zum Beispiel bei hilfsbereiten Menschen eine typische Grundfarbe, Blau bei nachdenklichen, nach innen gerichteten Menschen, Grün ist nach Ansicht der Kahunas bei tatkräftigen, nach außen gerichteten Menschen die Grundfarbe.

Die körperliche Aura kann man auch als das elektromagnetische Feld bezeichnen, dessen Farben mit der Funktionsfähigkeit der Chakren in Beziehung stehen.

Aus der körperlichen Aura lassen sich sowohl Gefühls- als auch Gedankenbewegungen ablesen, wie das körperliche Befinden und das Maß an Harmonie. Wenn ein Mensch zum Beispiel zornig wird, so tritt Rot stark in seine Aura hinein, deren Form sich gleichzeitig verändert, unter Umständen reißt sie stellenweise oder »platzt« sogar.

Die Abbildung auf der Seite 170 soll veranschaulichen, wie die Aura als elektromagnetisches Feld den menschlichen Körper umgibt.

Die Seelen-Aura geht durch die körperliche Aura hindurch, sie wächst über sie hinaus, sie umgibt den Menschen und seine körperliche Aura mit einer weiteren feinstofflichen Hülle, die sich rund um den Kopf und den Oberkörper weiter ausdehnt und beim Unterkörper schmaler wird.

Die Ausdehnung der Seelen-Aura hängt von der Entwicklung

der Seele ab. Die Aura von Kahunas soll sich zehn Meter, zwanzig Meter oder sogar noch weiter um den Körper ausdehnen und wirksam sein. Durchschnittliche Menschen können eine solche Aura oft auch spüren, indem sie zum Beispiel schon von weitem merken, dass jetzt ein ganz besonderer Mensch in der Menge auf sie zukommt.

Beim gesunden, seelisch einigermaßen bewussten Menschen, der über sein Lono das Ku zu führen imstande ist und der sich in einem schöpferischen Austausch mit seinem Kane befindet, erstreckt sich die Seelen-Aura ein bis zwei Meter weit.

Die Hauptfarben der Seelen-Aura (meistens nicht mehr als drei), hängen laut Ali'i davon ab, welche Aufgaben der Mensch nach seinem eigenen Lebensplan in dieser Existenz zu erfüllen sich vorgenommen hat. Eine überwiegend goldene Aura weist auf das Thema »dem Schöpfer dienen« hin. Eine hauptsächlich rosafarbene Seelen-Aura bezeichnet das Thema »Liebe« in allen seinen positiven Varianten. Die violette Aura zeigt an, dass sich die Seele der »Gottsuche« in diesem Leben bewusst und vorrangig widmen möchte. Die vorwiegend gelbe Seelen-Aura weist auf das Thema »Lehren«. Eine vor allem blaue Aura kennzeichnet eine Seele, die sich dem Thema »Frieden« innen und außen verschrieben hat.

Ali'i sagte mir, dass die Aurasichtigkeit der Kahunas nicht erlernt wird, sondern ein gott- und naturgegebenes Geschenk von Hellsichtigkeit darstellt, das er und seine Kollegen erhalten haben. Die Kahunas »trainieren« das Aura-Sehen deshalb auch nicht.

Nach Ansicht der Heiler von Hawaii kommt die Seele von »Gott«, vom »Unaussprechlichen«, bereits mit ihrer Seelen-Aura. Sowohl über diese Aura wie auch über das Kane, das höhere Selbst, ist der Mensch jederzeit mit der Schöpferkraft und mit dem gesamten

Universum verbunden. Damit können wir über das Kane und über die Seelen-Aura prinzipiell jederzeit und überall Mana, Lebensenergie, aus den schöpferischen Dimensionen aufnehmen.

Wenn nun ein Kahuna einen Menschen betreut, sich ihm widmet, so schaut er sich zunächst den Zustand der Seelen-Aura an. Er achtet dabei auf die Leuchtkraft der Farben, darauf, ob die Aura geschlossen oder rissig und brüchig ist, ob sie groß und weit oder verengt erscheint, ob sie Schatten oder dunkle Flecken zeigt.

»Die Seelen-Aura ist wie eine Landkarte«, sagte Ali'i mir, »auf der alles über die wirkliche Individualität des Menschen abzulesen ist. Alles, was der Entwicklung des Menschen und seinem ursprünglichen Lebensplan entgegensteht oder zuwiderläuft, hinterlässt Narben und Risse in der Seelen-Aura, stört damit die Harmonie und führt zur Erkrankung dieser Aura.«

Die Schwächung der Seelen-Aura zieht die Schwächung der körperlichen Aura nach sich, und dies führt in der Folge auch zu körperlicher Erkrankung.

Kahuna-Medizin ist auch Energie-Medizin. Wenn unser Energie-Konto beginnt, ins Minus zu rutschen, werden Erschöpfung und Überforderung zuerst in der Peripherie des Körpers bemerkbar und unter anderem an stumpfem oder ausfallendem Haar, nachlassender Sehkraft der Augen und/oder brüchigen Nägeln sichtbar. Körperliche Krankheiten schließen sich häufig bald an. Umso wichtiger ist es, eine möglichst allzeit positive Energiebilanz zu halten.

Allgemein sieht der Kahuna alle Veränderungen in Form und Farbe in der Seelen-Aura als Hinweise darauf, dass der Mensch in seiner Entwicklung stockt.

Dann blickt der Heiler in die körperliche Aura, um zu sehen, welche Gefühls- und Gedankenmuster den Menschen gerade gefangen halten. Dort, in der körperlichen Aura, sieht der Kahuna konkrete mentale und emotionale Ursachen für die Blockade der Lebensenergie. Lässt sich ein Mensch von seinem aufgestauten Ärger gerade beherrschen oder vereinnahmen, sodass eine schlechte Energie dominiert, wird sich das in der körperlichen Aura nicht nur durch vermehrte rote Flecken zeigen. Zusätzlich dringt bei anhaltendem Ärger diese stark negativ gepolte Energie in die körperlich-organische Ebene ein. Blockierte Energie »frisst« immer noch mehr Energie, sodass schließlich nicht nur der Stau negativ wirkt, sondern massiver Energieverlust dazukommt, der Krankheit auslösen kann.

Wir kennen es alle: Hatten nicht auch Sie schon nach oder sogar während ärgerlicher Situationen Magenschmerzen, Durchfall, Kopfschmerzen, Nierenbeschwerden? Das sind sehr typische, häufig auftretende Reaktionen des Körpers auf emotional-mentalen Ärger oder Stress.

Was ist geschehen? Die Aura wurde beschädigt und angegriffen, es sind Flecken oder sogar Risse entstanden. Ich bin also nicht mehr so gut geschützt. Nun geschieht gleichzeitig zweierlei: Erstens blockiert mich die negative Energie des Ärgers, und der freie Energiefluss ist unterbrochen. Auch meine körperlichen Organe erhalten weniger Energie (weil diese ja zum Großteil in die durch den Ärger verursachte Blockade geht) und arbeiten entsprechend mit verminderter Leistung. Zweitens wird sich die allgemeine Energieminderung am stärksten, am »schlimmsten« in dem Organ oder Körperteil auswirken, das oder der ohnehin am schwächsten ist.

Nach Ansicht der Kahunas hilft es wenig, jetzt nur ein Medikament gegen das jeweilige Symptom einzusetzen, das sich aufgrund der Energieblockade durch den Ärger am deutlichsten manifestiert. Vielmehr muss die Aura zugleich wieder aufgebaut, geheilt und in ihre ursprüngliche Stabilität zurückgeführt werden. Dazu dienen die mentalen Techniken ebenso wie die besonders aufgeladenen Kahuna-Essenzen, die Harmoniemittel Awa, Noni, Essiak, Olena, Koali, Kukui, Popolo, Kalo und Hala.

Den Ärger anderer Menschen und Situationen in sich hineinzulassen, ist genauso schädlich wie selbst Ärger zu hegen. Beides entspricht einer Eigensabotage. Das Lono, der Verstand, muss diesen Gedanken genau verstehen – dass fremder oder eigener Ärger die eigene Aura belastet und beschädigt und für die seelische und körperliche Gesundheit kontraproduktiv ist – und dann das Ku, die Gefühlsebene, entsprechend anweisen, die positiven Gedanken emotional zu unterstützen.

Da Einstellungs- und Verhaltensmuster die Tendenz haben, sich zu verfestigen, sieht der Kahuna die Notwendigkeit, zuallererst die körperliche Aura zu reinigen und ins Gleichgewicht zu bringen. Diese Reinigung erfolgt manuell und wortlos – dazu »holt« er über seine zum Himmel ausgestreckten Arme Energie aus dem Universum und lockert und durchlüftet die körperliche Aura, um sie wieder zu harmonisieren.

Danach bespricht der Heiler mit dem Klienten, welche Reinigungs- und Aufladungsübungen und welche mentalen Techniken geeignet sind, damit der Klient seine eigenen negativen Muster selbstverantwortlich auflöst – denn der Kahuna greift in diese Muster nicht eigenmächtig ein. Wie alle wahren Heiler achtet der Kahuna darauf, dass der Klient nicht vom Heiler abhängig wird, sondern seine Selbstheilungskräfte eigenverantwortlich entwickelt und stärkt.

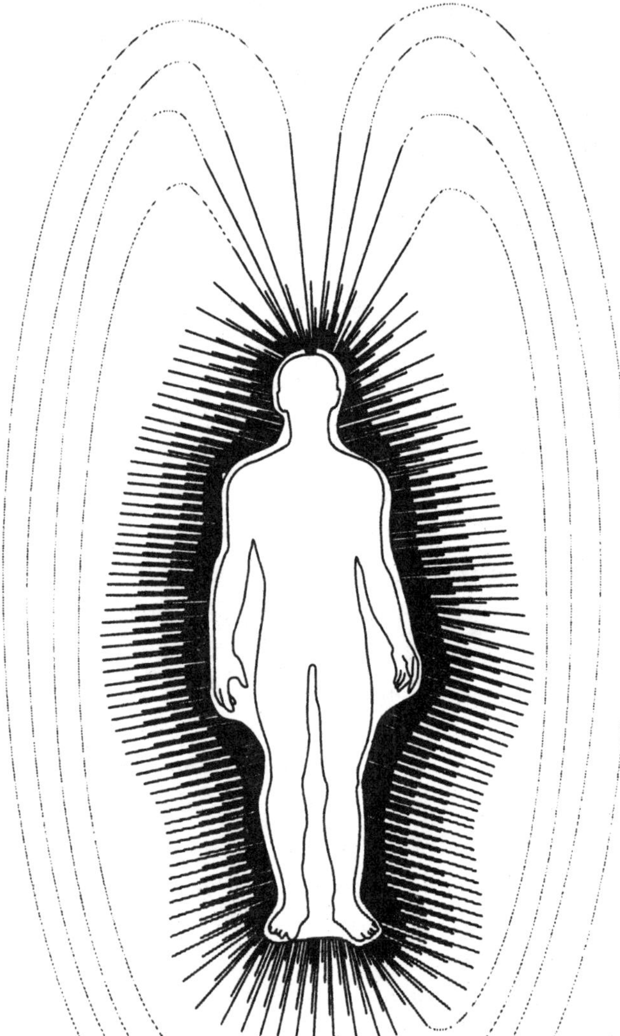

Als Nächstes führt der Heiler mit dem Klienten eine Ho' opono-pono-Übung durch, um wieder Harmonie in die Seelen-Aura zu bringen. Damit lösen sich die Energiestaus und der Mensch kann seine Entwicklung gemäß seinem Lebensplan wieder fortsetzen, nun vielleicht deutlich bewusster und auch gesünder.

Am Schluss gibt der Kahuna dem Klienten die entsprechenden aufgeladenen Harmonie-, Energie- und Heilmittel. Anhand der Veränderung von Form und Farben der Aura kann der Heiler im weiteren Verlauf der Behandlung genau erkennen, welche Fortschritte in der Heilung zu verzeichnen sind. »Wir«, sagte Ali'i, »streben nach vollkommener Heilung. Diese kann nur einsetzen, wenn der betreffende Mensch wirklich versteht, warum sich seine Aura verändert hat, um so in Zukunft zu vermeiden, dass das Gleiche wieder geschieht. Wir wissen, dass erst dann, wenn keine Energie mehr verloren geht, der Augenblick gekommen ist, in dem überschüssige Energie erzeugt werden kann. Nur wenn der Mensch in sich überschüssige Energie angesammelt hat, kann er beginnen, sich und diese Energie zu genießen und das Göttliche in sich zu entdecken und zu leben.«

Vorbeugung in der Kahuna-Medizin

Traditionell lebte der Kahuna außerhalb und oberhalb seines Dorfes und »überwachte« von dort aus Leben und Gesundheit der Dorfbewohner. Alten Darstellungen zufolge wohnte er sogar über dem König – damit auch dieser immer gesund bliebe. Das bedeutete nicht, dass seine gesellschaftliche Stellung höher als die des Königs gewesen wäre. Der Kahuna empfand das weder so, noch strebte er das an. Mit seiner Hellsichtigkeit und der Fähigkeit, die Seelen-Aura von Menschen auch über eine weite Entfernung hinweg wahrzunehmen, konnte er es frühzeitig erkennen, wenn sich im feinstofflichen, noch unsichtbaren und wenig spürbaren Bereich Probleme und Energiestauungen entwickelten, die früher oder später zu Gesundheitsstörungen führen würden.

Dann ging er hinunter, sprach mit den betreffenden Menschen und holte sie zu sich, um mit ihnen an seelischen, mentalen und emotionalen Mustern zu arbeiten. So betrachtete der Kahuna die Vorbeugung und Erhaltung der Gesundheit als den vornehmsten Teil seiner Aufgabe. Der Begriff »Krankheit« als solcher existierte nicht, Harmonie war ein natürlicher spiritueller und psychosomatischer Zustand des umfassenden Wohlbefindens. Die Hunas nannten sich deshalb selbst auch das »glücklichste Volk auf der Erde«.

Bei uns in Europa sind die wenigsten Menschen hellsichtig und können die Aura sehen und lesen, schon gar nicht die eigene, und auch nur wenige können nach Hawaii reisen. Daher stellt sich die Frage, wie man denn (abgesehen von den bekannten Möglichkeiten der Aura-/Kirlian-Photographie) frühzeitig anhand der Beschaffenheit der Aura Hinweise auf eventuell entstehende Probleme erhält, die man noch im Entstehungszustand viel leichter lösen könnte.

Sie können selbst die ersten praktischen Schritte zur Vorbeugung und Erhaltung Ihrer Gesundheit unternehmen, wenn Sie die folgenden Kahuna-Techniken anwenden:

1. Im siebten Kapitel finden Sie einen Fragebogen, der Ihnen hilft herauszuarbeiten, welche Themen für Sie jetzt Bedeutung haben.
2. Generell zur Vorbeugung empfehle ich Reinigungsübungen. Zwei haben Sie bereits im vierten Kapitel kennengelernt, einige weitere, kürzere folgen im siebten Kapitel.
3. Die tägliche Aufladung mit Lebensenergie (Mana-Aufladung) gehört ebenfalls zu den immer nützlichen Maßnahmen, um Gesundheit zu fördern und zu erhalten.
4. Mit dem Ho' oponopono schaffen Sie eine seelische Grundharmonie, die sich als Fundament für Ihr Wohlbefinden bewähren wird.
5. Das Huna-Gebet verbindet Sie bewusst mit Ihrem spirituellen Lebensplan.

Eventuell möchten Sie vorbeugend eines der Harmoniemittel nehmen – Awa, Noni, Essiak, Olena, Koali, Kukui, Popolo, Kalo oder Hala. Diese Mittel wirken auch präventiv zur Energie-Aufladung und Aura-Harmonisierung.

7
Pono: Heilung durch umfassende Harmonie

Kehren wir zu unserem ursprünglichen Zustand von Gesundheit und Harmonie zurück – ***und beginnen wir jetzt!***

Wie finden Sie Ihre individuelle Kombination von Heilmitteln und Heilmethoden?

Nicht alle Menschen reagieren auf gleiche Weise, nicht jede Krankheit lässt sich mit demselben Mittel heilen, uns stehen keine All- oder Alleinheilmittel zur Verfügung, um immer und überall Gesundheit zu pflegen und zu erhalten. Entsprechend der Individualität jedes einzelnen Menschen bedarf es unterschiedlicher Kombinationen von Methoden und Mitteln.

Aus der Sicht der Kahunas kann Gesundheit nur dann dauerhaft werden und bleiben, wenn sich der Mensch selbst als ganzheitliches Wesen erkennt und annimmt. Also gehört zur Gesundheit die Heilarbeit auf der spirituellen, mentalen, emotionalen und physischen Ebene.

Es muss Ihnen überlassen bleiben, welche Mentaltechniken der Kahunas und welche hawaiischen Heilmittel Sie für sich nutzen. Es bleibt auch in Ihrer Verantwortung, ob und wie Sie das Heilwissen Hawaiis mit anderen Therapieformen kombinieren. Es gibt kein einheitliches Patentrezept und keine Standardformel, mit der ich

Ihnen – schon gar nicht, ohne Sie kennengelernt zu haben – beschreiben oder womöglich vorschreiben könnte, welche Methoden und Arzneien gerade für Sie persönlich am heilwirksamsten sind. Wichtig scheint mir, dass Sie sich einen offenen Geist bewahren und liebevoll, harmonisch und ganzheitlich mit sich selbst umgehen.

Denken Sie daran, dass die Art und Weise, wie wir unseren Alltag leben, oft die beste »Arznei« darstellt: Essen und trinken wir bewusst, nehmen wir echte »Lebensmittel« oder nur Füllstoffe zu uns? Hegen wir freundliche und positive Gedanken, oder lassen wir uns in negative Muster hineinziehen? Erwarten wir im Krankheitsfall das Wundermittel oder den Wunderheiler, der uns gesund »macht«, ohne dass wir etwas dazu beitragen müssen, also ohne dass wir uns selbst verändern und uns erneut auf Gesundheit einstellen?

Ein Gramm Praxis ist besser als eine Tonne Theorie.

Eine einzige, bewusst ausgeführte praktische Maßnahme zur Unterstützung von Gesundheit, von Harmonie und Liebe ist mehr wert als alle schönen Weisheiten, als die wunderbarsten Theorien, als alle hehren Pläne, die aber nie ausgeführt werden.

Außerdem: Jammern füllt keine Kammern!

Weitere Übungen zur Selbstheilung

Nicht jede Übung liegt jedem Menschen. Die im Folgenden beschriebenen Übungen dienen deshalb zur weiteren Auswahl – zusätzlich zu den in früheren Kapiteln genannten –, damit Sie wenigstens zwei oder drei praktische Kahuna-Übungen finden, die Sie ganz speziell ansprechen.

Alle folgenden Übungsvorschläge richten sich darauf, die Verbindung zum höheren Selbst zu fördern und uns dadurch wichtige Schritte hin zum Göttlichen in uns zu ermöglichen. »Wenn du die Initiative ergreifst und den Entschluss fasst, etwas für dich zu tun, etwas für deine Seele zu tun, dann sollte dieser Entschluss ehrlich, vollkommen, bedingungslos und unwiderruflich sein.« So lautet die Ermahnung des Kahuna zum rechten Umgang mit umfassender Selbstheilung. »Nur dann wirst du in den Genuss der vollen Heilkraft der Übungen und Harmoniemittel gelangen.«

In diesem Sinne schlage ich Ihnen vor, die Übungen »ernst zu nehmen«, wenn Sie sich entschließen, sie auszuführen. Zunächst folgt ein Fragebogen, damit Sie wissen, wo Sie stehen, danach die Übungsauswahl. (Im Anhang finden Sie Adressenhinweise für Anfragen nach Seminaren, bei denen diese Übungstechniken in weiteren Einzelheiten erläutert und gemeinsam praktisch erprobt werden.)

Fragen an mich selbst

Nach jeder Frage finden Sie einen Hinweis auf das Harmoniemittel, das Ihnen bei der Lösung der entsprechenden Probleme hilfreich ist.

1. Was beschäftigt mich gerade am meisten?
   Awa, Popolo, Koali.

2. Was bereitet mir gerade den größten Druck? Was kann ich dagegen unternehmen?
   Noni, Kukui.

3. Was würde mein Leben verändern?
   Awa, Olena.

4. Welches sind meine wichtigsten inneren und äußeren Ziele in diesem Leben?
   Noni, Popolo.

5. Welche für mich wichtigen, positiven Gefühle resultieren daraus?
   Essiak, Kukui.

6. Welche tiefen Erlebnisse, für die ich sehr dankbar bin, habe ich bereits in meinem Leben gehabt? Welche Erfahrungen möchte ich in Zukunft noch machen?
   Awa, Koali, Popolo.

7. Wo liegen meine momentanen Grenzen und Beschränkungen, die mich zurzeit immer wieder davon abhalten, meine inneren und äußeren Ziele konsequent zu verfolgen und zu erreichen?
Noni, Popolo.

8. Welchen hauptsächlichen Hindernissen begegne ich immer wieder dabei, mein Leben so zu gestalten, wie ich es mir wünsche?
a) Hindernisse innerer Natur?
Awa, Popolo.
b) Hindernisse äußerer Natur?
Essiak, Kukui.

9. Worin »bin ich gut«, wo liegen meine Stärken? Was gelingt mir?
Awa, Olena.

10. Was gelingt mir weniger gut? Möchte ich in diesen Angelegenheiten gern besser werden oder will ich am liebsten damit aufhören?
Noni, Olena.

11. Was würde ich am liebsten ganz aufgeben? Warum?
Awa, Popolo.

12. Was möchte ich neu lernen, womit neu beginnen?
Awa, Olena.

13. Welches sind meine Hauptziele, hier und heute?
Noni, Popolo.

Welches waren meine Hauptziele vor fünf Jahren?
Essiak, Koali.

Welche werden es in fünf Jahren sein?
Awa, Olena.

14. Welchen Angelegenheiten, mit denen ich mich heute regelmäßig beschäftige, kann ich in Zukunft weniger oft nachgehen?
Noni, Kukui.

15. Welche wichtigste langfristige Veränderung meines Lebens erwarte ich in den nächsten Jahren?
Awa, Olena.

16. Welches ist die wichtigste Entscheidung, die ich jetzt bald treffen werde?
Awa, Popolo.

17. Welcher Bereich (Arbeit, Familie, Freunde, ich selbst) steht im Moment im Mittelpunkt?
Essiak, Koali.

Wie soll sich das in den nächsten Jahren verändern?
Awa, Olena.

18. Wie sieht mein ideales Drehbuch für die Zukunft aus? Was möchte ich lernen und erfahren, mit wem möchte ich zusammen sein?
Awa, Olena.

19. Ich stelle mir vor, ich sei gestorben. Ich schreibe einen Nachruf auf mich selbst, genau so, wie der Mensch, der ihn auf mich spräche, ihn verfassen würde.
Awa, Olena.

20. Was möchte ich am Schluss dieses Fragebogens zu mir selbst dafür sagen, dass ich mir gegenüber ehrlich war? Was verspreche ich mir selbst?
Awa, Kukui.

Die Fragen, deren Beantwortung Ihnen leichtfällt, berühren Ihre zur Zeit wichtigsten Themen vermutlich nicht.

Antworten, die Ihnen schwererfallen, weisen auf eine Energieblockierung hin, die jetzt gelöst werden kann.

Wenn Sie bei einer Frage das Gefühl von Beklemmung oder gar Angst entwickeln, so ist das ein deutlicher Fingerzeig darauf, dass Sie auf jeden Fall am betreffenden Thema zu arbeiten anfangen sollten. Dieses Thema wird sich als ein Einstieg in neue Bewusstseinsebenen erweisen. Die angegebenen Harmoniemittel unterstützen Sie bei dieser Bewusstseinsarbeit.

Reinigungsübungen

Die Erfahrungen mit den Reinigungsübungen, die ich hier vorstelle, sind unter allen meinen Seminarteilnehmern und Klienten sehr positiv. Immer wieder löst es Verblüffung aus, wie wirksam gerade auch die kurzen Übungen sind. Wir sollten es uns zur Gewohnheit werden lassen, jeden Tag eine Reinigungsübung durchzuführen. Das sollten wir uns selbst wert sein, das ist ein Stück praktizierter Selbstliebe.

Dusche

Morgens oder abends, oder zweimal am Tag, stellen Sie sich unter die Dusche. Sie nehmen dabei keine Seife zur Hand, sondern streifen mit einer oder mit beiden Händen von oben nach unten ruhig, bewusst und sorgfältig unter dem fließenden Wasser am Körper entlang. Dabei sagen Sie halblaut und mit innerer Anteilnahme: »Jetzt reinige ich mich, ich befreie mich von allem, was mich belastet, was mich blockiert und was nicht zu mir gehört. Ich neutralisiere es jetzt, während es von mir abgewaschen wird, damit es niemanden mehr beeinträchtigt.« Diese Übung dauert etwa zwei bis vier Minuten.

Harmoniemittel: ***Noni, Kukui.***

Reinigungsmeditation

Sie führen diese Übung im Sitzen durch, sie dauert etwa zehn bis zwanzig Minuten. Sie schließen die Augen und entspannen sich, nun stellen Sie sich drei Stühle vor, die vor Ihnen stehen.

Auf den linken Stuhl setzen Sie den Menschen, den Sie innig lieben. Dann schicken Sie ihm/ihr Aufmerksamkeit, Kraft, Zuneigung, Liebe und alles an positiven Gefühlen, was Sie in sich spüren. Sie können diesem Menschen auch Farben senden.

Auf den rechten Stuhl setzen Sie den Menschen, mit dem die Beziehung momentan für Sie schwierig ist. Dann senden Sie auch ihm/ihr Aufmerksamkeit, Kraft, Zuneigung, Liebe und alles an positiven Gefühlen, was Sie in sich spüren. Versuchen Sie bitte, dies mit der gleichen Intensität und Anteilnahme auszuführen wie zuvor.

Auf den mittleren Stuhl setzen Sie sich selbst. Erneut strahlen Sie Freude und Frieden, Harmonie und Liebe aus – und schenken diese jetzt bewusst auch sich selbst und gleichzeitig und gleichmäßig den beiden Menschen links und rechts neben Ihnen.

Harmoniemittel: ***Noni, Kukui.***

Lachreinigung

Die Kahunas sagen: »Lache jeden Tag, am besten über dich selbst. Lachen ist »ansteckend«, viel ansteckender als so mancher Virus.« Ich möchte Ihnen an dieser Stelle keine »systematisierte Übung« vorschlagen, da Sie dann sogar das Lachen noch als Arbeit empfinden könnten. Nutzen Sie statt dessen jede Gelegenheit, die sich am Tage bietet, über etwas zu schmunzeln, mit jemandem zu lachen (nicht über jemanden!), und erinnern Sie sich mehrfach täglich daran, dass Sie sich besser fühlen werden, wenn Sie etwas zu lachen haben oder etwas zum Lachen finden.

Übrigens: Wissen Sie, warum Engel fliegen können? Weil sie sich selbst leichtnehmen.

Waren Sie schon einmal im Himmel? Petrus macht eines Tages einen Rundgang durch den Himmel mit Heiligen, die gerade neu von der Erde aufgestiegen sind. Diese erfreuen sich am überirdischen Strahlen des göttlichen Lichts und an der Musik der Sphären. Petrus ist etwas weiter vorangegangen, als die Heiligen auf eine unglaublich hohe Mauer stoßen. Sie fangen an, untereinander zu tuscheln: »Habt ihr je davon gehört, dass im Himmel eine Mauer steht?«, und es entbrennt schließlich eine ziemlich heftige Debatte über diesen unerwarteten Himmelsfund. Petrus hört sie, eilt heran, legt den Finger auf seinen Mund, fordert die Heiligen auf, ganz leise zu sein und sagt: »Pst, pst, seid nicht so laut! Dahinter sitzen die Christen [Juden, Muslime, Buddhisten, Hindus, Sikhs und so weiter] – sie glauben, sie seien die einzigen hier oben.«

Harmoniemittel: ***Noni, Kukui, Olena.***

Übungen zur Arbeit mit dem Ku

Solche Übungen führen wir durch, weil das Ku durch leidvolle Erfahrungen aus der Vergangenheit belastet ist. Durch diese Übungen helfen wir dem Ku, seine ursprünglichen Qualitäten, wie Spontaneität, kindliche Unbefangenheit und Leichtigkeit zu leben. Zur Erinnerung: Zum Ku gehören alle Gefühle, triebhafte Reaktionen, schmerzhafte Prägungen, festgefahrene Muster aus der Vergangenheit. Das Lono betrifft unser Tagesbewusstsein, die bewussten Willensentscheidungen und dergleichen mehr.

Gespräch mit dem Ku

Vorausgesetzt wird, dass die/der Übende erkannt hat, was sie/er will. Es handelt sich hier jedoch um Nahziele, nicht um Fernziele. Setzen Sie sich hin, entspannen Sie sich und beginnen Sie, mit dem Ku zu sprechen:

»Liebes Ku, ich habe mich entschlossen, ganz gesund und harmonisch zu sein. Ich bitte dich, alles dafür zu tun, was in deinem Verantwortungsbereich liegt, und mir dabei zu helfen, mich nicht mehr in negative, Energie raubende Gefühle und Gedanken einzulassen. Wir beide werden ab heute das Schöne, das Positive, das Harmonische, das Lichte in jeder Form und zu jedem Zeitpunkt zulassen und geschehen lassen, suchen und finden. Bitte hilf mir dabei.«

Sie können mit Ihrem Ku auch verabreden, wie es Sie erinnert und auf welche Weise es Sie unterstützt und umgekehrt. (Sie fassen sich vielleicht an das rechte Ohrläppchen als Zeichen für Ihr Ku und sagen: »Auf geht's! ...«)

Harmoniemittel: **Essiak, Kukui.**

Typische andere Nahziele können sein: auf ein Examen hin zu lernen, eine neue Wohnung zu finden, eine Umstellung am Arbeitsplatz zu bewältigen (z. B. die Zusammenarbeit mit neuen Chefs oder Kollegen), eine harmonische, neue Basis für die liebevolle Partnerschaft oder Beziehung zu finden, die richtige Einstellung zu einem neugeborenen Familienmitglied zu gewinnen.

Selbstkontrolle

Wenn wir schlechte Eigenschaften, die uns nur selbst behindern, loswerden möchten (wenn wir zum Beispiel dazu neigen, aufbrausend, schnell beleidigt, vergesslich, ängstlich, unberechenbar, unzuverlässig zu sein, oder wenn wir nicht nein sagen können), so sollten wir das Ku darum bitten, uns zu helfen, diese Muster abzulegen.

»Liebes Ku, wie du weißt, schadet es uns, wenn wir nicht nein sagen können. Wir erreichen damit ja nichts, aber wir wollen etwas erreichen – nämlich, dass unsere Energie frei und stark fließt. Dafür bist in erster Linie du verantwortlich. Ich bitte inständig um Veränderung. Wann immer jetzt eine solche Situation wieder auftaucht, musst du als Ku mich als Lono daran erinnern, dass ich die Möglichkeit – und vielleicht im Sinne der umfassenden Harmonie sogar die Verpflichtung – habe, nein zu sagen. Ich verabrede jetzt mit dir, dass wir solche Situationen in Zukunft gemeinsam meistern.«

Harmoniemittel: ***Essiak, Popolo, Koali.***

Neue Muster lernen

Die nächsten beiden Übungen richten sich darauf, anstelle alter Rituale und Muster, die Energie stauen oder vergeuden, neue Rituale beziehungsweise Muster zu setzen. Das betrifft Ängste, Suchtverhalten, Kontaktschwierigkeiten, übermäßige Zweifel und mangelndes Vertrauen in sich selbst und/oder das Leben, aber auch körperliche Beschwerden, wie Schlafstörungen, Verdauungsprobleme und anderes mehr. Mentale, feinstoffliche Vorstellungsübungen wie die beiden folgenden sind nach Auffassung der Kahunas wirkungsvolle Auslöser der praktischen Ausführung auf der materiellen Ebene, weil der aufrichtige Vorsatz und die wahre Motivation bereits die gesamte Energie zur Verwirklichung beinhalten.

Alte Rituale

- Was möchten Sie ändern? (Zum Beispiel möchte ich nicht mehr rauchen.)
- Machen Sie sich den Wunsch so intensiv zu eigen wie möglich.
- Nun stellen Sie sich vor, dass der Wunsch bereits in Erfüllung gegangen sei, und spüren Sie hinein, wie Sie sich dann, jetzt, fühlen, nachdem dieser Wunsch Wirklichkeit geworden ist.
- Erklären Sie dem Ku, warum Sie dieses neue Gefühl – nach der in der Vorstellung erfolgten Änderung – mehr mögen als die alten Muster, und begeistern Sie das Ku dafür, sich ebenfalls auf dieses neue Gefühl einzustellen.
- Bis sich das alte Muster ganz aufgelöst hat, wiederholen Sie diese Übung täglich und präsentieren dem Ku das neue Gefühl – am besten morgens nach dem Aufwachen, ein bis zwei Minuten lang.

Harmoniemittel: ***Awa, Kukui, Popolo.***

In diesem ersten Übungsschritt spannen wir den »großen Bogen« zu einem Thema, im zweiten Schritt vertiefen wir die Vorstellung der Veränderung und entfalten die neuen Gefühle und Muster in allen Einzelheiten, plastisch, greifbar, reizvoll. Wir malen uns im zweiten Schritt also gefühlsintensiv aus, was alles geschieht und dazugehört, wenn wir das alte Muster oder Ritual durch ein neues ersetzen.

Neue Rituale

Führen Sie die Übung durch wie die vorangegangene. Nun sehen wir uns alle Aspekte des alten Musters präzise an und vergleichen sie mit neuen. Rufen Sie sich zum Beispiel in Erinnerung, wie Sie sich fühlen, wenn Sie als Stressausgleich rauchen oder in Gesellschaft, um »mitzutun«, oder sonst aus Langeweile oder Gewohnheit. Spüren Sie in sich hinein, welche Energieblockierungen damit verbunden sind. Malen Sie sich aus, wie Sie stattdessen zum Beispiel tief atmen und wacher, klarer und harmonischer im Umgang mit den Mitmenschen sind. Stellen Sie sich vor, dass Sie stattdessen eine Tasse Tee trinken oder Obst essen. Visualisieren Sie alles das, was Ihnen hilft, mehr und bessere Energie und einen befreiten Energiefluss zu erleben.

Stellen Sie sich vor, wie gesund Sie noch im hohen Alter sind, wie klar im Geiste und körperlich rüstig, weil Sie schon lange aufgehört haben zu rauchen.

Harmoniemittel: ***Awa, Essiak, Olena, Kukui.***

Den Körper befragen

Ziel dieser Übung ist es, körperlich zu entspannen und Hinweise auf körperliche Beschwerden und deren Heilungsmöglichkeiten zu erfahren.

- Zuerst führen wir eine ausgiebige Lockerungsübung durch, die wir im dritten Kapitel kennen gelernt haben (Lockerung des Energieflusses).
- Beobachten Sie, wo im Körper die Lockerung nicht so recht erfolgt, oder wo vielleicht sogar Verspannungen bestehen bleiben.
- Diese Stellen prägen Sie sich ein und bitten nun das Ku, Verbindung mit dem Kane aufzunehmen. Das Kane möge über das Ku die Energie der Liebe und Heilung in die betreffenden Körperzonen und in jede einzelne Zelle dort senden.
- Wichtig ist, dass das Lono den Energiefluss ganz bewusst genießt, so lange, wie es ihn möchte und braucht, und sich danach bedankt.

Harmoniemittel: **Noni, Koali.**

Die Übung empfiehlt sich zur Lösung unseres Bewusstseins von den Grenzen des rationalen Denkens.

Eine Blume sein …

- Stellen Sie sich vor, dass Sie sich in einem Aufzug in einem Hochhaus befinden. Sie steigen in einem der oberen Stockwerke in den Lift ein, Sie sind allein im Lift, Sie fahren in eine der unteren Etagen.

- Die Lifttür öffnet sich, und Sie sehen vor sich einen paradiesischen Garten voller Blumen. Eine Blume gleich vorn zieht Ihre Aufmerksamkeit besonders an.
- Treten Sie in den Garten hinein und beugen Sie sich zu dieser Blume. Nehmen Sie wahr, wie sie aussieht, welche Farben sie hat, ob sie duftet und so fort.
- Nun lädt die Blume Sie ein, in sie »hineinzuschlüpfen« und selbst zu dieser Blume zu werden, ihr Wesen zu spüren und ihr Sein zu erleben.
- Sie nehmen nun die gesamte Blume wahr, wie sich die Wurzeln in der Erde verzweigen, wie die Blume Kraft aus der Erde schöpft, wie über den Stängel die Lebenskraft in Blätter und Blüten hinaufsteigt, wie die Blume Energie auch aus der Luft und von der Sonne aufnimmt, von Regen und Wind ... Werden Sie zu dieser Blume.
- Ziehen Sie sich dann, wenn Sie mögen, behutsam aus der Blume zurück und bewahren Sie die Erfahrungen aus dem Sein der Blume in sich. Öffnen Sie sich damit für eine Lebensform, die sich von der Ihren zwar unterscheidet, aber dennoch aus der gleichen schöpferischen Kraft erwächst wie Sie selbst. Eine Blume fällt zum Beispiel keine Urteile ...!
- Steigen Sie nun wieder in den Fahrstuhl ein und fahren Sie zu jenem Stockwerk zurück, in dem Sie zuvor eingestiegen waren.

Harmoniemittel: ***Awa, Koali.***

Die Übung, sich in eine Blume hineinzufühlen, können Sie auch auf andere Pflanzen, auf Tiere oder auf Mineralien erweitern.

Vielleicht möchten Sie auch ausprobieren, in den Wind oder die Wolken hineinzuspüren. Der Sinn bleibt, die üblichen Grenzen des rationalen Verstandes zeitweise zu überschreiten und so eine Bewusstseinsöffnung zu erzielen.

Die nächste Übung enthält Elemente zur Reinigung, zur Heilung und Stärkung von Vertrauen und ganzheitlich zur Liebe. Der »Körperpanzer«, den wir meist als vermeintlichen Schutz aufgebaut haben und mit uns herumschleppen, der in Wahrheit jedoch Energie staut, abzieht und vergeudet, öffnet und löst sich.

Kembali: In mich hineinschauen

- Der Beginn dieser Übung gleicht der vorangegangenen bis zur Öffnung der Lifttür.
- Dann sehen Sie einen Strand am Meer und gehen zum Wasser hin.
- Langsam gehen Sie in das klare, weiche, warme Wasser hinein und beginnen zu schwimmen; das Wasser umschmeichelt und erfrischt, beglückt und berauscht Sie. Sie mögen das Wasser und haben das Bedürfnis, tief in es hineinzutauchen.
- Sie verfügen über reichlich Luft und tauchen hinein, lassen sich vom Wasser tragen und bitten das Wasser jetzt, Sie an die Stelle hinzuführen, die Ihnen zeigt, was jetzt für Sie zu verstehen wichtig ist. Das können allgemeine Bilder sein oder Fischschwärme, Schlösser oder andere Welten. (Auf jeden Fall wird es etwas Neues sein, das Sie innerlich irgendwie berührt.)
- Lassen Sie sich auf diese Visionen ein. Verabschieden Sie sich dann mit einem Dank und lassen Sie sich vom Wasser wieder nach oben tragen.

- Steigen Sie aus dem Meer heraus und gehen Sie zurück zum Lift. Fahren Sie wieder in Ihr Stockwerk nach oben.

Harmoniemittel: *Noni, Olena, Kukui.*

Menschen, die eine Beziehung zu Farben haben, werden selbst am besten spüren, welche Farbe sie in welchen Situationen am besten unterstützt und heilt.Dazu dient der nachstehende Praxisvorschlag.

Farben atmen

- Sie können sich zur Übung hinsetzen oder hinlegen. Entspannen Sie sich und schließen Sie die Augen.
- Visualisieren Sie nun jene Farbe, die Ihnen spontan als die im Moment heilsamste und hilfreichste Farbe erscheint.
- Bei jedem Einatmen nehmen Sie diese Farbe mit der Atemluft in sich auf und lassen sie sich im Körper verteilen, bis sich jede Zelle damit richtig »aufgefüllt« hat.
- Atmen Sie weiter Farbe ein, bis Sie spüren, dass die Farbe nun über den Körper hinaus auch in Ihre Aura hineinfließt und sie »auffüllt«, bis Sie von der Farbe ganz durchdrungen und umhüllt sind.
- Sie beenden die Übung dann, wenn Sie fühlen, dass Sie jetzt das erreicht oder erlebt haben, was Ihnen wohltut oder wichtig war.

Harmoniemittel: *Noni, Popolo, Koali.*

Zur Erinnerung: Helles Blau dient der Reinigung und beruhigt. Dunkles Blau gibt tiefen Frieden. Rosa verstärkt das Gefühl der Liebe und der Heilung. Grün bedeutet Lebensbejahung, Vitalität und Raum. Gelb vermittelt Leichtigkeit und Fröhlichkeit bei gleichzeitig klarem Willen. Rot verstärkt Willenskraft und Durchsetzungsvermögen. Orange hilft, intensiver zu leben und öffnet für Lebensfreude.

Ziele und Prioritäten erkennen und verfolgen

Investiere keine hundert Dollar in ein Fünf-Cent-Problem.

»Wenn du keine Ziele hast, ist alles sinnlos, anstrengend und fragwürdig. Bereits das vage Gefühl des Unwohlseins ist ein Anzeichen für unklare Zielvorstellungen! Schreib dir Stichworte auf:

1. Was tue ich gern, was nicht, was würde ich gerne tun?
2. Was gefällt mir an anderen Menschen am meisten und was am wenigsten?
3. Was möchtest du so handhaben wie deine Eltern, was möchtest du auf jeden Fall anders machen?
4. Schaue deinen Alltag an. Kannst du Konflikte erkennen zwischen dem, was du willst, und dem, was du alltäglich tust?«

Mit diesen Worten wies mich Ali'i auf einen Angelpunkt für die Schaffung und Erhaltung von Harmonie, und darauf aufbauend für die Gesundheit, aus der Sicht der Kahunas, hin.

Er fuhr fort: »Es gibt langfristige Ziele, sogenannte A-Ziele. Dazu gehören: Erfolg zu haben, mehr zu verdienen, gesund zu werden, spirituelle Erfüllung zu finden. Es gibt eher philosophische Ziele:

eine bessere Mutter oder ein besserer Vater zu sein, neue Freunde zu finden, das eigene Selbstwertgefühl zu stärken und so weiter. Das sind B-Ziele. Und es gibt ganz konkrete Ziele, die C-Ziele: zum Beispiel ein neues Auto zu kaufen, die Küche neu zu streichen, eine andere Sprache zu lernen ...

Langfristige Ziele, die A-Ziele, haben absoluten Vorrang für jeden Menschen. Es ist ratsam, jeden Tag meines Lebens zumindest zeitweise für mein A-Ziel zu arbeiten und meine volle Energie darauf zu lenken. Bei der Überflutung mit Reizen und dadurch vorgegaukelten Scheinzielen verlieren wir jedoch die langfristigen Ziele leicht aus dem Sinn und werden sie vielleicht nie erreichen.

Deshalb müssen wir lernen, Prioritäten zu setzen. Das bedeutet, die Zukunft in die Gegenwart zu bringen, sodass du heute bereits tatsächlich etwas für deine Zukunft tust.«

Wie führt man das nun aus?

Auch dazu gab mir der Kahuna Anleitungen.

»Mache eine Liste für jeden Tag. Was willst du tun, was willst du erledigen? Dann vergleiche die Liste mit deinen Zielen, mit den A-, B- und C-Zielen. Wie viel Zeit willst du für dein A-Ziel investieren?

Bedenke noch einmal, dass A-Ziele tatsächlich Vorrang haben sollten. Es ist besonders wichtig, jeden Tag etwas für dein Lebensziel zu tun.

B-Ziele sind zweitrangig. Wenn Zeit bleibt, kümmere ich mich darum, aber nicht, ehe ich nicht mein A-Ziel an diesem Tag erreicht habe.

C-Ziele sind wenig bedeutsam. Wenn sie heute nicht erledigt werden, ist das nicht erheblich.

Bevor du deine Energie einsetzt, überlege, ob dieser Energieeinsatz dich deinen Zielen näher bringt. Investiere keine hundert Dollar in ein Fünf-Cent-Problem!

Im Gleichgewicht zu sein, ist das Geheimnis des gesunden, erfüllten und schöpferischen Lebens. Dein Leben in die Balance zu bringen, verlangt Selbstkontrolle und Selbstorganisation. Du musst das richtig planen. Das bedeutet zweierlei: Prioritäten zu setzen und sie jeden Tag zu verfolgen.«

Harmoniemittel: *Popolo.*

»Gesunde und im Leben glückliche Menschen geben der Arbeit und der Freizeit die gleiche Priorität. Sie geben sich selbst Raum, um neue Kraft zu schöpfen und sich selbst etwas Gutes zu tun.

Suche nach neuen Kontakten, schaffe Verbindungen mit unterstützenden Gruppen, um dir helfen zu lassen. Das befreit dich mehr, und du erhältst mehr Raum, dich mit dem zu beschäftigen, was dir wirklich Freude bereitet.

Was ist dann also Selbsterneuerung? Übe Meditation und andere Weisen der Entspannung, lerne Liebe zu geben und zu nehmen, verbringe Zeit mit Menschen, die dich nähren, sei sportlich aktiv, nähre deinen Körper bewusst und lass auch einmal zu, wirklich nichts zu tun oder »schwach« zu sein.«

Ich hatte das Glück, Ali'i und seine Freunde zu erleben. Ich habe gespürt, dass sie auch selbst leben, was sie lehren, und habe erfahren dürfen, welche wunderbaren Wirkungen ihr Zugang zum Leben mit sich bringt. Deshalb ist es mir ein tief empfundenes Herzensanliegen, das weiterzugeben und davon soviel wie nur möglich mit Ihnen zu teilen.

Typische seelische und körperliche Reaktionen auf Übungen und Heilvorgänge

Menschen reagieren unterschiedlich auf Therapien und vor allem auf Übungen mit Mentaltechniken. Typische seelische Erfahrungen können vorübergehende Traurigkeit, Schmerz, Weinen während oder nach einer Übung, das Auftauchen von Ängsten, Wut oder Verärgerung und vieles mehr sein. Als charakteristische körperliche Begleiterscheinungen können Wärme, Kühle, Zittern, Übelkeit, Atembeschwerden oder Krämpfe auftreten.

Sollten Sie eines oder mehrere dieser Symptome erfahren, so empfehle ich Ihnen, zunächst ganz tief, langsam und bewusst ein- und, vielleicht noch tiefer und langsamer, wieder auszuatmen. Verdeutlichen Sie sich, dass sich hinter dem jeweiligen Symptom eine Energieblockade verbirgt, die nun gelöst wird. Bejahen Sie bewusst, dass sich der Energiestau jetzt wirklich und endgültig auflöst, und geben Sie sich selbst die »Erlaubnis« dazu. Bitten Sie

Ku und Kane um Hilfe und Unterstützung, mit frischer, fließender Lebensenergie (Mana) die Ursachen der Energieblockade und ihre jeweiligen Symptome »fortzuspülen«.

Mit dem bewussten Atmen tauchen Sie ganz innig und konzentriert in das Gefühl oder das Symptom hinein, das Sie gerade belastet. Im Moment soll für Sie nur dieses Gefühl oder Symptom bestehen. Atmen Sie bewusst weiter dorthinein. Verfallen Sie nicht in Selbstmitleid, freuen Sie sich vielmehr, dass Sie sich jetzt befreien können. Geben Sie sich Zeit, und bleiben Sie mit der Einatmung intensiv beim Gefühl oder Symptom, bis es sich löst oder verabschiedet. Danach sollten Sie die Reinigungsübung »Dusche« durchführen. Wenn Sie lieber baden, setzen Sie dem Wasser zwei Esslöffel Obstessig zur Reinigung zu.

8
Kahuna-Wissen und andere Heilmethoden

Wir kommen aus der Einheit, ***unser Ziel ist die Einheit.***

Einführung zur sinnvollen und wirksamen Verbindung mit anderen Therapien

Wir neigen oft dazu, von einer einmal entdeckten Technik oder Methode, einem Heilsystem oder einem Hilfsmittel so begeistert zu sein, dass wir meinen, nun ein für allemal und endgültig das Nonplusultra, das Alpha und Omega, das All- und Alleinhilfsmittel gefunden zu haben. Daraus entstehen dann häufig leider Abgrenzungen, Trennungen oder sogar Streitereien gegenüber Vertretern anderer Systeme und ihren Methoden. Dieses Verhalten zeigt sich in allen Bereichen, in denen Menschen wirken: in Geschichte und Politik, in Psychologie und Wirtschaft, in Religion und Heilkunde.

Die Kahunas dagegen leben so im Bewusstsein der allumfassenden Einheit der gesamten Schöpfung, dass sie nie den Gedanken hätten, andere Auffassungen nicht gelten zu lassen. Obwohl sie ein Heilsystem entwickelt haben und auf wirksame Arzneien für Körper und Seele gestoßen sind, lehnen sie andere Wege und Mittel nicht ab und klammern sie auch nicht aus. Die Heiler auf Hawaii meinen stattdessen, man könne nie genug Förderung und

Stärkung der Gesundheit erfahren und selten zuviel Lebensenergie erlangen, man solle daher alle verfügbaren Hilfen selbstverständlich nutzen.

Für die Heilpraxis bedeutet das, dass Sie die hawaiischen Mentaltechniken, spirituellen Übungen und die Harmoniemittel in Ihr individuelles Gesundheitskonzept und in Ihren persönlichen Heilplan integrieren können und sollen. Aus meiner eigenen Behandlungspraxis mit Kahuna-Methoden möchte ich einige mir wesentlich erscheinende Gesichtspunkte aus der sinnvollen Kombination des Kahuna-Heilwissens mit bei uns bekannten Naturheilverfahren an Sie weitergeben. Die nun folgenden Überlegungen beruhen auf den Erfahrungen der vergangenen Jahre.

Kommen Sie bitte nicht in Versuchung, alles auszuprobieren, damit es auch »wirklich hilft«. Die nachstehende Auswahl soll es Ihnen erleichtern, den Zugang zu den Wegen und Methoden zu finden, die Ihnen persönlich am meisten entsprechen und am besten helfen. Das Geheimnis einer erfolgreichen Therapie liegt in der richtigen Wahl des Mittels, das gezielt und sparsam angewendet wird. Jedes Zuviel wirkt wie eine zusätzliche Belastung.

Der eigene Wunsch nach Heilung ist und bleibt der wichtigste erste Schritt. Ohne diesen Wunsch kann keine Therapie dauerhaften Erfolg erzielen.

Kahuna-Medizin und Bach-Blüten

Sehr oft habe ich bei Patienten und Klienten, die rasch vorwärtskommen wollen oder die dringend nach einem Antrieb suchten, die Bach-Blüten gleichzeitig zur Unterstützung mit eingesetzt. Die Kahuna-Harmoniemittel schwingen wegen der Aufladung und der regelmäßigen Gebete auf einer sehr hohen Ebene. Mit diesen Essenzen erreichen wir die Seelen-Aura.

Die Bach-Blüten unterstützen den Prozess der Öffnung für Heilung, weil sie an den Gedanken- und Gefühlsmustern direkt ansetzen und die Lösung der mitunter fixierten Gewohnheiten unterstützen.

Beide Mittel wirken auf den feinstofflichen Ebenen, beide bemühen sich um die Seele, beide kommen aus der Liebe, beide befreien und schaffen Raum.

In meiner Heilpraxis und aus meiner Erfahrung haben sich die im Folgenden aufgeführten Kombinationen bewährt. Übrigens scheint mir die Gabe einer einzigen Bach-Blüte wirkungsvoller zu sein als eine Kombination oder Mischung von mehreren. Zuerst nenne ich die Bach-Blüte, dann das Harmoniemittel der Kahunas, mit dem ich eigene therapeutische Erfahrung gewonnen habe. In Klammern finden Sie Vorschläge von Ali'i, die er mir bei meinem letzten Besuch mitgab, zu den jeweiligen Bach-Blüten.

Unterdrückte Wut:	Cherry Plum/Awa (Koali)
Geringes Interesse an der Realität, Träumerei:	Clematis/Essiak (Popolo)
Neid/Missgunst, Hass:	Holly/Noni (Kukui)
Körperliche Erschöpfung:	Olive/Awa
Mentale Ermüdung:	Hornbeam/Awa (Kukui)
Unbewusste Ängste:	Aspen/Noni (Koali)
Neigung zu Spott oder Nörgelei:	Beech/Essiak (Kukui)
Mangel an Selbstwert (Aschenputtel-Syndrom):	Centaury/Awa (Olena)
Schock:	Star of Bethlehem/Awa
Tiefe Verzweiflung:	Sweet Chestnut/Awa (Olena)
Orientierungslosigkeit:	Wild Oat/Awa und Noni (Popolo)
Opfersyndrom, Selbstmitleid:	Willow/Awa, Noni

Kahuna-Heilmittel und Edelsteine

Manche Menschen sprechen auf die Heilkräfte von Edelsteinen eher und besser an als auf Bach-Blüten, Farbtherapie und so fort. Das kann individuell durchaus verschieden sein. Meines Erachtens steht uns kein einheitlicher und sicherer Prüfstein zur Verfügung, um festzustellen, welcher Klient auf welche Mittel besser anspricht. Das herauszufinden, bleibt der persönlichen Heilerfahrung, der Begegnung und dem Gespräch vorbehalten.

In der Folge gebe ich Ihnen eine Übersicht zu Kombinationen zwischen den Harmoniemitteln und Edelsteinen, die sich in meiner Praxis als wirksam erwiesen haben. (In Klammern sind wieder Ali'is Vorschläge hinzugefügt.)

Stärkung des Selbstwertgefühls und der Persönlichkeit, allgemeines Wohlbefinden:	Achat/Awa (Popolo)
Rheuma, Asthma, Magen-Darm-Beschwerden:	Bernstein/Noni und Essiak
Öffnung des Herzens für Selbstliebe; Hilfe, sich selbst anzunehmen und dabei	

Schuldgefühle abzubauen:	Aquamarin, Smaragd, Lapislazuli/Noni (Kukui)
Reinigung des Verstandes, kreatives Denken:	Amethyst oder Türkis/Awa
Wiedergutmachung, Reue, Vergebung:	Blutjaspis/Essiak (Kukui)
Beherrschung der eigenen Emotionen:	Zitrin/Noni (Koali)
Reinigung:	Diamant oder Türkis/Noni
Selbstvertrauen:	Granat/Awa (Olena)
Inspiration:	Mondstein/Awa und Noni (Olena)
Im Inneren sehen lernen:	Obsidian/Awa
Sich Raum verschaffen:	Opal/Noni und Essiak
Intuition und Vorstellungskraft:	Bergkristall, Rosenquarz oder Rubin/Awa, Popolo
Hingabe an den Sinn des eigenen Lebens, Überwindung des Ichs:	Saphir/Awa, Olena
Was will ich? – Klares Denken:	Tigerauge/Noni und Awa
Innere Weisheit entwickeln:	Topas/Awa (Olena)
Freundschaft, auch mit mir selbst:	Turmalin/Awa und Noni

Edelsteine enthalten Informationen, die für den Einzelnen hilfreich sind, bewusste Antworten auf Fragen zu finden, wie: »Warum ist mir das passiert?«, »Warum verhalte ich mich immer so?«, »Warum verstehen mich die anderen nicht?« und so weiter. In Verbindung mit den Kahuna-Essenzen erleichtern diese Informationen es dem Betreffenden, die eigenen Muster zu erkennen und zu verändern.

Kahuna-Harmoniemittel, Farb- und Klangtherapie

Die aurasichtigen Kahunas haben immer schon mit Farben gearbeitet, sowohl mental als auch mittels der in der Natur gegebenen Farben von Blättern, Blüten und so fort. Farbtherapie ist für die hawaiischen Heiler stets eine wunderbare Möglichkeit gewesen, körperlich und seelisch zu heilen.

Zur Verstärkung der Farbtherapie nehme ich bei etwa der Hälfte der Klienten, in Absprache mit ihnen, Klangtherapie hinzu. Sie müssen sich bitte selbst einfühlen, um festzustellen, ob Klangtherapie für Sie positiv verstärkend wirkt oder nicht.

Für die Farbbestrahlung verwende ich eine Farbhandlampe, zur Erzeugung der Klänge Klangschalen.

Die folgende Übersicht nennt heilwirksame Entsprechungen von Farben und Klängen, die nach meiner Erfahrung für die Behandlung von körperlichen Beschwerden geeignet sind:

Farbe	Ton	Region
Rot	C	Beine, Füße, Kreuzbereich, Hüfte (Vorsicht: nie zuviel und zu lange Rot)
Orange	D	Unterbauch, Blase,

		Lendenwirbelsäule, Eierstöcke, Prostata
Gelb	E	Solarplexus, Darmbereich, Leber, Galle
Grün	F	Herz, Lunge, Brustbein
Blau	G	Hals, Kehle, Nacken
Königsblau	A	Stirn
Violett	H	Schläfen, Kopfbereich (außer Stirn)

Die Farbhandlampe wird am entsprechenden Akupunkturpunkt oder an der schmerzenden Stelle angesetzt. Manchmal wirken die jeweiligen Komplementärfarben besser, wenn die eigentliche Heilfarbe sich als zu intensiv herausstellt – also Grün, wenn Rot zu stark wirkt, Violett, wenn Gelb zu kräftig wirkt, und so fort.

Farbbestrahlungen sollte man zu Beginn nicht länger als zehn Minuten vornehmen, mit dem Pyramidenfokus eventuell auch nur ein bis zwei Minuten.

Dazu werden die jeweiligen Klangschalen angeschlagen und auf den zentralen Punkt, die schmerzende Stelle, gelegt.

Die Klangschale schlage ich während der Behandlung mehrfach an. Bei vielleicht auftretenden unangenehmen Gefühlen betrachte ich es als besser, nicht »durchzuhalten«, sondern die Behandlung zu beenden.

Eine allgemeingültige Zuordnung der Harmoniemittel zu den Farben und Klängen ist nicht möglich, weil dies vom Einzelfall abhängt.

Wohl aber hat sich eine Kombination von Farben allein und Harmoniemitteln bewährt, wenn es sich um eine Farbtherapie zur Wiederherstellung einer gesunden, strahlenden Aura handelt.

Mentale und emotionale Probleme äußern sich wie Flecken, Schatten oder Risse in der Aura und beeinflussen natürlich auch die Strahlkraft und die Farbgebung der Aura. Wo wir am stärksten sind, verbrauchen wir uns am meisten. Dort wird unsere Aura am meisten beansprucht. Deshalb ist es sinnvoll, über die entsprechende Farbe, welche dieser stärksten Qualität entspricht, die Aura wiederaufzubauen und ins Gleichgewicht zurückzufinden.

Die folgende Übersicht nennt heilwirksame Entsprechungen von Farben, die nach meiner Erfahrung für die Stärkung von mentalen und emotionalen Qualitäten geeignet sind, in Verbindung mit den Harmoniemitteln:

Vergebung, Mut, Beharrlichkeit, Wahrheitsliebe, Dankbarkeit:	Rot/Essiak
Freude, Begeisterung, Heiterkeit, Aktionsbereitschaft, Schwung, Warmherzigkeit:	Orange/Essiak, Popolo
Logik, Intellekt, schnelle Auffassungsgabe, Entscheidungsfreude, Optimismus, Kritikfähigkeit, Scharfsinn:	Gelb/Noni, Olena
Harmonische Selbstbeherrschung, Großzügigkeit, Herzlichkeit, Aufmerksamkeit, Einsatzbereitschaft, Hingabe, Verantwortungsbereitschaft:	Grün/Noni, Koali

Vertrauen, Glaube, Stabilität,
Taktgefühl, Pflichtbewusstsein,
Diplomatie, Klarheit: Blau/Awa, Olena

Intuition, Selbstachtung, Wachheit,
Idealismus, künstlerische Fähigkeiten,
Bewusstseinserweiterung: Violett/Awa, Olena

Bei der Behandlungsweise mit Farbe und Klang gilt, wie sonst oft auch, »viel hilft nicht viel« oder »weniger ist mehr«. Glauben Sie nicht, etwas erzwingen zu können – Druck erzeugt nur Gegendruck. Damit würden Sie das Gegenteil von dem schaffen, was Sie eigentlich wollen: Sie würden eine neue Energieblockade erzeugen.

Wenden Sie diese Heilmethode höchstens einmal täglich an, dehnen Sie die Dauer nicht zu lang aus. Seien Sie liebevoll mit sich selbst, spüren Sie in sich hinein, was Ihnen auf welche Weise guttut.

Kahuna-Wissen und klassische Homöopathie

Es hat sich gezeigt, dass die Menschen des Westens mitunter die zusätzliche Schwingung der heimischen Pflanzen als unterstützende Information benötigen, um aus einem blockierten Zustand herauszufinden und wieder Bewegung in die eigene Energie und Entwicklung zu bringen.

Es ist bekanntlich schwierig, wenn nicht sogar unmöglich, einzelne homöopathische Mittel als immer für diesen Menschentypus oder bei jenem Beschwerdenbild günstig aufzuführen. Meine Erfahrung hat mir gezeigt, dass bei der Behandlung mit Kahuna-Harmoniemitteln gleichzeitige Gaben von homöopathischen Arzneien dann wirksam sind, wenn es sich um Niederpotenzen, bis zu etwa D 30, handelt. Eine gleichzeitige Behandlung mit Hochpotenzen empfiehlt sich aus meiner Sicht nicht.

Im übrigen weise ich Sie auf das umfassende *Große Handbuch der Homöopathie – Ein Ratgeber für die ganze Familie* von ERIC MEYER hin (Ariston Verlag, Kreuzungen/München).

9
»Ich bin wieder ich selbst!«

Fallbeispiele zur Anwendung der Harmoniemittel

Die Beispiele aus meiner Praxis sollen schlaglichtartig typische Situationen beleuchten, in denen die Anwendung der jeweiligen Harmoniemittel das tragende Element im Gesundungsprozess darstellte. Zu einer umfassenden Behandlung gehören eine eingehende Beratung, das Gespräch über Vorgeschichte, körperliche Symptome und psychosomatische Beschwerden, emotionale Haltung und mentale Einstellung. Üblich ist für mich eine etwa anderthalbstündige Erstberatung. Oft empfiehlt sich eine Verbindung von mentalen Techniken, physiologisch wirksamen Übungen und Gaben von Heilmitteln.

Die folgenden Fallbeispiele sollen sowohl Menschen, die Selbstheilung suchen, als auch Behandlerinnen den Umgang mit den hawaiischen Harmoniemitteln erleichtern und »plausibler« werden lassen. Auch in diesem Bereich bin ich für weitere Erfahrungen anderer Menschen sehr aufgeschlossen.

Wichtiger Hinweis: Selbstverständlich sollten Sie bei allen ernsten

Beschwerden immer den sachkundigen Rat kompetenter und amtlich zugelassener Behandlerinnen aus Heilkunde und Naturheilkunde suchen. In den hier aufgeführten Fällen handelte es sich jeweils um Personen, denen die bisherigen Therapien und Therapeuten nicht mehr weiterhelfen konnten und bei denen eindeutig psychosomatisch bedingte Beschwerden vorlagen.

Opfer von Aggression

Thomas ist sieben Jahre, als er und seine Mutter in meine Praxis kommen. Der kleine Junge ist seit einem Jahr immer wieder Opfer von Älteren und Stärkeren, die ihn teils schwer und ohne »Grund« verprügeln. Zu seiner Mutter sagt Thomas wiederholt: »Mama, ich will nicht mehr leben.« Seine Aura ist schwach, dünn und farblos (was bei Kindern relativ selten ist). Seine Schwäche »lädt« geradezu dazu ein, dass die anderen sich ihn als Opfer aussuchen. Mit Awa und Essiak, zwei Wochen lang alle zwei Stunden je einen Tropfen genommen, sowie mit Übungen zur Energieaufladung werden sein Selbstvertrauen, seine Lebensenergie und damit auch seine Aura nachhaltig gestärkt. Nach fünf bis sechs Wochen kommt die Mutter strahlend zu mir und berichtet: »Jetzt wird der Thomas nicht mehr verprügelt. Jetzt wehrt er sich mit Erfolg.«

Älter werden

Else ist 59 Jahre und seit Jahrzehnten verheiratet. Die Kinder und die Enkel sind aus dem Haus. Ihr Mann ist Frührentner, und Else wird am Ende des Jahres selbst pensioniert. Sie steckt seit einem Vierteljahr in einer tiefen Depression, weint »grundlos« und leidet unter der Idee, »nicht mehr gebraucht zu werden«. Sie hegt den Gedanken, aus dem Leben zu scheiden. Gemeinsam führen wir eine Mana-Aufladung durch. Drei Wochen lang nimmt sie die Harmoniemittel Awa und Essiak sowie die Bach-Blüte »Willow«. Und täglich vollzieht sie sowohl die Mana-Aufladung als auch das Huna-Gebet. Schon nach zwei Wochen sagt mir ihre Freundin, dass es Else wieder gut gehe und sie wieder lachen könne. Nach drei Wochen sitzt Else vor mir in der Praxis und sagt: »Was war ich nur für ein Dummkopf!«

Allergien

Ingrid, 42, verheiratet, als Laborantin tätig, leidet unter unerklärlichen Hautausschlägen, für die es kein Mittel zu geben scheint. Nicht Allergien erregende Stoffe aus dem Labor, sondern psychische Ursachen, die mit Ablehnung gegenüber ständigem Druck aus der Familie zusammenhingen, mussten als Auslöser in Betracht gezogen werden. Wir beginnen mit einem Ho' oponopono, schließen eine Imaginationsübung an (um herauszufinden, was Ingrid wirklich will) und formulieren gemeinsam ihr Huna-Gebet. Zusätzlich bekommt sie Awa und Essiak sowie die Bach-Blüte »Holly«. Fünf Wochen lang führt sie die Behandlung durch. Ihre Symptome klingen während dieser Zeit ab, sodass wir alle Mittel außer Awa weglassen können. Das Huna-Gebet führt Ingrid weiter durch. Das Verhältnis zu ihrer Familie bessert sich deutlich. In der Folge traten die Beschwerden bislang nicht mehr auf.

Bettnässen

Elisabeth, neun Jahre, macht alle zwei, drei Tage nachts ins Bett. Mutter und Tochter sind beide verzweifelt, weil nichts zu helfen scheint. Elisabeth bekommt drei Wochen lang Awa und Noni. Eine Kala-Reinigungsübung führe ich mit der Tochter ein einziges Mal durch und zeige dabei der Mutter, wie die Übung abläuft. Die Mutter vollzieht diese Übung dann einmal pro Woche selbst mit der Tochter. Das Bettnässen lässt langsam nach, nach vier Monaten ist Elisabeth völlig symptomfrei.

Essstörungen

Evelyn ist 46 Jahre, verheiratet, hat eine Tochter, ist »nur« Hausfrau und kommt dürr wie ein Gespenst in die Praxis. Sie isst zwar, scheidet aber alles nach kürzester Zeit über den Darm wieder aus, ohne die Nahrung aufzuschließen und zu verwerten. Sie traut sich nur Kartoffeln und Reis zu essen, weil ihr auf alles andere zudem noch übel wird. Sie leidet unter »Auto-Aggression« aufgrund anerzogener Schuldgefühle und Selbstbezichtigung. Ich zeige ihr die Übung »Reinigung durch Vergebung«, die sie vier Wochen lang täglich selbst ausführt. Dazu kommen die Mana-Aufladung, die Harmoniemittel Awa und Noni sowie die Bach-Blüte Olive, ebenfalls vier Wochen lang. Nach dieser Zeit fühlt sie sich stärker, Kartoffeln und Reis kann sie nun bei sich behalten. Die Behandlung wird weitere zwei Monate hindurch fortgesetzt, nun zusätzlich mit Essiak. Danach setzen wir Noni ab. Nach insgesamt neun Monaten beginnt Evelyn zuzunehmen und fast alles zu essen und auch zu verwerten. In diesem besonders schwierigen Fall sollte es aber zwei Jahre dauern, bis der Organismus der Klientin wieder voll funktionsfähig wurde.

Examensängste

Johann ist Student und 24 Jahre. Er steht vor seinem ersten juristischen Examen und zittert vor Angst, kann nachts nicht schlafen und fühlt sich unfähig zu lernen. Er bekommt die Mana-Aufladung, die er bis nach seinem Examen, sechs Wochen lang, dreimal täglich ausführt. Er nimmt Awa ein und »Rescue Remedy« von den Bach-Blüten und widmet sich einmal täglich dem Huna-Gebet. Johann besteht sein Examen glänzend.

Innere Unruhe

Renate, 42 Jahre, kommt in die Praxis mit Beschwerden durch innere Unruhe, Rastlosigkeit und deutliche Abmagerung (bei gleichbleibender Ernährung). Renate war bereits bei mehreren Ärzten, um zu prüfen, ob ein organischer Befund Ursache des Gewichtsverlusts sein könnte, was nicht der Fall war. Die Klientin wurde zwischen ihrem zweiten und sechsten Lebensjahr vom Vater stark unterdrückt, oft von ihm verprügelt und in den Keller verbannt. Diese alten Muster treten wieder zutage, als sie mit ihrem Mann Probleme hat. Ihr Selbstvertrauen ist auf ein Minimum reduziert, ihre Aura ist blass und stumpf und zeigt viele Risse. Das Harmoniemittel Awa, die täglich wiederholte Vertrauensübung sowie das tägliche Gebet helfen ihr, nach vier Wochen ihre Unruhe fast völlig abzulegen und nach acht Wochen symptom- und beschwerdefrei zu sein.

Kontaktschwierigkeiten

Hans ist Schreiner, 32, sehr schüchtern, blickt anderen Menschen oft gar nicht richtig in die Augen und sehnt sich nach einer Frau, um eine Familie zu gründen. Er weiß nicht, wie er eine Frau kennenlernen und ansprechen soll. Seine Situation ist komplizierter, als sich hier aus Platzgründen darstellen lässt. Wir beginnen mit Imaginationsübungen und dem Huna-Gebet. Hans absolviert beides eine Woche lang. Nach einer Woche kommt er und sagt, er habe neue Hoffnung geschöpft. Wir nehmen die Mana-Aufladung eine weitere Woche lang dazu. Beim nächsten Besuch schaut er mich bereits mehrfach direkt an. Für die dritte Woche empfehle ich Reinigungsübungen dazu. Danach lächelt er – über sich selbst! Ab der vierten Woche erhält Hans Awa und Noni (die Harmoniemittel hätten vorher, ohne mentale Klärung, noch nicht viel genutzt). Nach einem Monat kommt er zurück und erzählt, dass er beim Tanzen war und ganz glücklich ist. Nach einem halben Jahr ist Hans zum ersten Mal in seinem Leben fähig, eine Partnerschaft einzugehen.

Lebensängste

Sibylle, 33, leidet unter Phobien. Sie wacht morgens auf und ist wie gelähmt, wenn sie nur an die vielfältigen Aufgaben des Alltags in Haus und Familie (sie hat zwei Kinder) denkt, die sie restlos überfordern. Der Mann will sich von seiner jungen Frau scheiden lassen, weil er mit ihren Ängsten nicht zurechtkommt. Sibylle erhält vier Wochen lang stündlich (!) Awa. Zusammen üben wir mentale Kahuna-Techniken ein. Nach diesen vier Wochen kann sie wieder problemlos ihren Haushalt führen, nach einem weiteren Vierteljahr (bei reduzierten Awa-Gaben und Fortführung der Mentaltechniken) fühlt sie sich nach eigener Aussage wieder ganz sie selbst. Von Scheidung ist nicht mehr die Rede.

Lernschwierigkeiten

André ist acht Jahre alt und kommt in der Schule nicht recht mit, weil er sich nicht konzentrieren kann. Seine Gedanken sind überall, nur nicht beim Lernstoff. André erhält ein halbes Jahr lang Noni und Awa. Ich führe mit ihm eine Kala-Reinigung durch, welche die Mutter daheim zweimal wöchentlich wiederholt. Ein halbes Jahr später ruft seine Mutter an und erzählt voller Freude, dass André ein gutes Zeugnis nach Hause gebracht habe.

Meditationshilfe

Antje, 39, ist selbst Therapeutin, lebt inmitten der Großstadt an einer verkehrsreichen, lauten Straße. Sie klagt über Lärm und Unruhe, durch die Meditationen praktisch unmöglich sind. Ich erzähle ihr von Awa, und sie probiert aus, das Fläschchen nur in der Hand zu halten. Antje berichtet mir, dass sie seither wunderbar meditieren könne und sich nicht mehr gestört fühle.

Neurodermitis

Iris ist drei Monate alt. Ihre Mutter bringt das Kleinkind in die Praxis, seine Haut ist hochgradig entzündet, zeigt Schuppenbildung und vom unwillkürlichen Kratzen blutige Stellen: ein typisches Bild einer besonders schweren Neurodermitis, die von der Geburt im Krankenhaus an bestanden hat. Das Kind schreit sehr viel, die Eltern sind nervlich am Ende und wissen keinen Rat mehr. Ich führe eine Aura-Reinigung durch, die ich mit einem Gebet verbinde. Die Eltern sind dabei mit einbezogen. Ich bitte sie, für ihr Kind diese Aura-Reinigung täglich auszuführen und mit ihm das Huna-Gebet zu sprechen. Iris bekommt Awa und Noni, zu jeder Mahlzeit ein Tröpfchen in die Flasche, und gleichzeitig »Crab Apple« von den Bach-Blüten sowie »Star of Bethlehem-. Nach einer Woche ruft die Mutter an und berichtet, dass Iris weniger schreie. Nach drei Wochen schläft Iris nachts durch, nach zwei Monaten kann Iris Mütze und Handschuhe ausziehen (die zuvor als Schutz vor dem eigenen Kratzen dienten). Vier Monate später ist die Haut nur noch leicht gerötet. Nach einem Jahr kommt Iris in die Praxis und ist völlig symptomfrei.

Nierenbeschwerden

Bei Ulrike, 56, geschieden, treten massive Nierenschmerzen auf, die bis hin zu Koliken führen können, sobald sie sich unter Druck gesetzt fühlt oder sich in einer Situation befindet, der sie sich nicht gewachsen glaubt. »Es geht mir an die Nieren.« Die konsultierten Ärzte konnten keinen organischen Befund erheben. Sie bekommt Awa, Noni und Pulsatilla (D 4), täglich eine Woche lang. Die Schmerzen klingen nach einer Woche ab. Daraufhin werden Noni und Pulsatilla abgesetzt, aber mit Awa wird eine Woche weiter behandelt. Nach der zweiten Woche ist Ulrike symptomfrei.

Partnerprobleme

Ruth ist 38 Jahre jung, aber sie fühlt sich in jeder Hinsicht völlig am Ende. Sie ist nach einer vollzogenen Trennung und während der Scheidungsphase körperlich und psychisch enorm geschwächt, sie hegt Selbstmordgedanken. Nur die Verantwortung, für ihren Sohn da sein zu müssen, bringt sie in meine Praxis. Wir führen eine Reinigung (Kala) durch. Ich zeige ihr die Übungen zur Aufladung mit neuer Energie (Mana). Ruth ist offen für Gebete und spricht diese auch häufig. Sie bekommt während der ersten drei Wochen die Harmoniemittel Awa, Noni und Essiak sowie das Bach-Blütenmittel Olive. Jede Woche ruft sie an und berichtet über spürbare Besserung im Gesamtbefinden. Nach drei Wochen hat Ruth ihre Erschöpfung überwunden und neuen Lebensmut gefasst. Weitere zwei Monate lang erhält sie Awa, führt zweimal täglich Mana-Aufladungen durch und betet weiterhin regelmäßig. Drei Monate nach Beginn der Behandlung findet sie eine neue berufliche Stelle und sieht ihr Leben wieder positiv.

Schlafstörungen

Walter, 51, finanziell unabhängig, politisch sehr interessiert, findet seit dem Krieg in Jugoslawien keinen ungestörten Schlaf mehr. Ihn treiben Ängste umher. Er bekommt Awa, Essiak und die Bach-Blüte »Aspen«, dreimal täglich drei Wochen lang. Dazu führt er täglich die Mana-Aufladung durch. Nach drei Wochen kommt er, lacht mich verschmitzt an und sagt: »Du bist a Hex'.« Er ist beschwerdefrei. Er fühlt sich wohler mit sich selbst und überschüttet sich innerlich nicht mehr mit täglichen Katastrophenmeldungen.

Schlechte Wundheilung, Immunstörung

Elke, fünf Jahre, leidet darunter, dass Wunden nicht gut verheilen. Da Kinder sich ganz natürlich immer wieder einmal hier oder dort anschlagen, ist sie besonders an Beinen und Armen von teils offenen, wunden Stellen übersät. Elke erhält Essiak, zweimal täglich, und reibt die Stellen mit Essiak-Wasser ein. Nach zwei Wochen sind alle Wunden abgeheilt. Die Mutter ruft vier Wochen später an und teilt mir mit, dass alle Symptome verschwunden seien.

Sterbehilfe

Fritz, 86 Jahre, liegt im Sterben. Seine Tochter kommt in meine Praxis. Ihr Vater hat furchtbare Angst vor dem Sterben, will nicht mehr schlafen gehen aus Sorge, in der Nacht zu sterben, und erschwert mit seiner (verständlichen) Angst das Leben der Familie sehr. Ich zeige ihr das Huna-Gebet, die Harmonie-Erzeugung mit dem Ho' oponopono und gebe ihr für den Vater Awa mit, der alle zwei Stunden einen Tropfen in einem Glas Wasser einnehmen soll. Nach drei Wochen ruft die Tochter mich an und berichtet, dass ihr Vater sanft und mit einem Lächeln auf dem Gesicht hinübergegangen sei.

Streit in der Familie

Fanny ist 38, verheiratet, sie wohnt mit den Schwiegereltern im selben Haus. Die Schwiegermutter weiß alles besser und redet ihrem Sohn ein, er habe eine »Schlampe« geheiratet. Fanny weiß sich nicht zu wehren. Sie hat es schon versucht, wodurch die Aggressionen gegen sie nur schlimmer wurden. Sie ist völlig ratlos. Ich zeige ihr das Ho' oponopono und das Huna-Gebet, führe eine Reinigung (Kala) mit ihr durch und gebe ihr Awa, das sie zweimal täglich einnimmt, und Essiak, das nach der ersten Woche der Behandlung hinzukommt. Nach drei Wochen erscheint sie wieder in meiner Praxis und erzählt, dass ihr Mann inzwischen ihr gegenüber verständnisvoller geworden sei. Nach zwei Monaten berichtet sie, dass die Angriffe der Schwiegermutter sie nicht mehr so tief träfen. Nach weiteren zwei Monaten lassen die Vorwürfe nach und das Ehepaar findet eine neue Bleibe.

An den wenigen Beispielen wird sicherlich deutlich, dass man selten Sofort- und »Wunderheilungen« erwarten darf, sondern dass wir konsequent, ganzheitlich und geduldig für unsere Gesundheit arbeiten müssen. Viele Ursachen liegen so tief und sind so stark fixiert, dass es einer bestimmten Zeit bedarf, um sie restlos aufzulösen.

10
Aloha – »Was immer an Freude ist in der Welt ...«

Heilung aus dem Herzen

Was immer an Freude ist in der Welt, entspringt dem Wunsch für das Glück aller anderen. Was immer an Leiden ist in der Welt, entspringt dem Wunsch nach nur eigenem Glück.

SHANTIDEVA

Dazu sagt der Dalai-Lama: »Wenn du deine selbstsüchtigen Motive, wie Zorn, Hass, Ärger und so weiter, überwindest und mehr Güte, Mitgefühl und Verständnis für andere entwickelst, wirst letztlich du selbst den größten Nutzen davon haben. Deshalb sage ich manchmal scherzhaft, dass ein weiser ›selbstsüchtiger‹ Mensch auf diese Art und Weise vorgehen sollte. Unwissende oder dumme, ›selbstsüchtige‹ Menschen denken immer nur an sich selbst, und das Ergebnis ist negativ. Wer weise denkt, denkt an andere, hilft anderen, soviel er kann, und als Ergebnis erfährt er auch selbst Nutzen.« Auf Hawaii bin ich den liebevollsten Menschen begegnet, mit denen ich in meinem Leben je zu tun hatte. Ich war tief berührt, weil die Liebe, welche die Kahunas zu ihrer Lebensform erhoben haben, mich noch nie zuvor so direkt von Mensch zu Mensch erreicht hatte. Seither lebt diese Erfahrung in meinem Herzen weiter, und ich bemühe mich, meine Aufgaben in der Heilpraxis aus derselben Kraft der Liebe zu gestalten und durchlässig für diese überpersönliche Liebe zu werden, damit sie andere Menschen ebenso erreicht.

»Das Schönste in meinem Leben ist«, sagte Ali'i mir einmal wie nebenbei, »anderen Menschen zu helfen.« Dieses Buch entstand, um die Weisheit und die Liebe, das Heilwissen und die Lebensharmonie der Kahunas mit anderen Menschen zu teilen.

Resümee: Die Grundlagen des Kahuna-Gesundheitssystems

Kahuna-Medizin ist Präventivmedizin. Das Besondere am Gesundheitssystem der Heiler von Hawaii ist, dass es mehr als alle anderen mir bekannten Therapieformen auf die Früherkennung und rechtzeitige Behandlung von seelischen und körperlichen Beschwerden und Problemen eingeht. Die Aura-Diagnose bietet einen wirksamen Zugang zur Entdeckung von ersten Krankheitsursachen, bevor sie sich zu manifesten Krankheiten entwickeln müssen.

Alle Methoden und Mittel, das spirituelle Menschenbild ebenso wie die allgemeine Lebenseinstellung und die Gewinnung der speziellen Arzneien sowie die Anwendung der Mentaltechniken, stehen unter dem Vorzeichen, immer sanft und liebevoll zu wirken.

Das Kahuna-Heilsystem ist die Therapieform, die am wenigsten künstlich eingreift, die wirklich »non-invasiv« ist. Hier kennt man weder Eingriffe noch Verletzungen der Haut oder einzelner Körperteile, hier wird nicht eingestochen oder eingeschnitten. Die Mentaltechniken manipulieren auch nicht, sondern sind auf die Wiederherstellung der natürlichen Harmonie ausgerichtet.

In Bezug auf die Heilpflanzen möchte ich ausdrücklich noch einmal darauf hinweisen, dass die energetische Aufladung und die völlig sanfte, natürliche Gewinnung die hawaiischen Harmoniemittel von allen anderen Arzneimitteln, die mir bekannt sind, wesentlich unterscheiden. Sie dienen dem spirituellen, mentalen und körperlichen Schutz durch die Stärkung der Aura, durch die Reinigung und Entgiftung sowie die Stabilisierung des Immunsystems und die Abgrenzung gegen unerwünschte Einflüsse. Sie helfen uns außerdem, mehr Vertrauen, Harmonie und Freude in unser Leben zu bringen, um unsere wahre Bestimmung zu finden.

Durch die Aufladung der Harmoniemittel mit universeller Lebensenergie während des Wachstums der betreffenden Pflanzen wird unser höheres Selbst angesprochen. Die Tatsache, dass der Kahuna die Pflanzen spirituell und persönlich »begleitet« und sie nur erntet, wenn sie sich selbst schenken wollen, verleiht ihnen eine ungewöhnliche Heilkraft, die zunächst auf der feinstofflichen und von dort aus auf der körperlichen Ebene wirkt.

Ein weiterer bedeutender Aspekt des Kahuna-Gesundheitssystems ist, dass dauerhafte Heilung durch hochwirksame Mentaltechniken gefördert wird, die den Selbstheilungswillen des Einzelnen ansprechen und stärken. Dazu gehören vor allem Reinigungsübungen und Übungen zur Energie-Aufladung. Durch Einstimmung auf die universelle Lebensenergie werden persönliche Energieblockaden und überholte Gewohnheitsmuster harmonisiert.

Das Modell der drei Ebenen des Selbst – von Kane, dem höheren Selbst, Lono, dem mittleren Selbst, und Ku, dem unteren Selbst – soll dabei weniger als exaktes Abbild der geistigen Wirklichkeit dienen, sondern vielmehr als mentale Hilfe, um auf den Wegen der Selbsterfahrung, Selbsterziehung und Selbstentwicklung voranzuschreiten und zum Ziel der Erfüllung unseres individuellen Lebensplans zu gelangen.

Und schließlich, auch wenn es eine Wiederholung darstellen mag, steht in der Mitte des Kahuna-Heilwissens, am Anfang allen irdischen Lebens und an dessen Schluss, zu Beginn jeder Therapie und an deren Ende: Liebe! Leben soll und kann Liebe sein. Gott ist Liebe, die menschliche Seele ist Liebe, Gesundheit ist Liebe in anderer Form.

Ali'i fragte mich einmal: »Kannst du dich gegen Liebe wehren?« Nein, das können und wollen wir nicht. Wenn die Liebe uns berührt, dann geschieht Heilung, die mit all unseren Techniken, Apparaten und Medikamenten nicht möglich ist. Denn Liebe macht den Menschen nicht nur körperlich gesund, sondern sie lässt das ganze Wesen auch dauerhaft glücklich sein.

»Heilung« und »heilig« sind wortverwandt.
Heilung und Liebe sind eins!

Inseln des Lichts

Mir schwebt vor, wie wohl vielen anderen Menschen in Heilberufen auch, dass Zentren entstehen, in denen einander ergänzende, natürliche Therapien zur Wiedergewinnung von Lebensmut und Lebenskraft, von Harmonie und Glück, von körperlicher Gesundheit und mentaler Leistungsfähigkeit in einem sinnvollen Zusammenwirken eingesetzt werden.

Mit manchen Menschen bin ich darüber im Gespräch. Welche Wege und Methoden sollen vertreten sein, in welchen äußeren Rahmen – in Klinik, Gesundheitszentrum oder Erholungsort, kleinere oder größere Zentren – soll man derartige Angebote stellen? Wie können sich solche »Inseln des Lichts« tragen, wer finanziert und leitet sie?

Wir stehen in mehrfacher Hinsicht an einem Wendepunkt. Spirituell muss sich jeder einzelne von uns entscheiden, ob er oder sie dem eigenen Leben einen schöpferischen Sinn geben oder zumindest danach aktiv suchen will, oder ob er oder sie weiter gedankenlos und wie »betäubt« durch das Leben gleitet. Wollen wir die einmalige Chance der Entfaltung des menschlichen Bewusstseins vergeuden oder nutzen? Gesellschaftlich betrachtet müssen wir alle uns entschließen, ob wir weiterhin der Fiktion einer alles beherrschenden Apparate- und Medikamentenmedizin anhängen wollen, die schon aus finanziellen Gründen nicht mehr tragbar ist. Wünschen wir dies nicht, so ergibt sich für mich die Notwendigkeit, dass wir alle uns auf persönlich mögliche Weise darum bemühen, am neuen Gesundheitssystem mitzubauen. Wir selbst sind gemeint, wer sonst?

Wenn nicht wir damit beginnen, konstruktive Schritte zu einem Gesundheitssystem, zu Vorsorge und Vorbeugung zu unternehmen, zur Wiederherstellung natürlicher Lebensgrundlagen in der Gesellschaft und zur Wiedergewinnung der harmonischen Lebensfreude und überpersönlichen Liebe – wer sollte das dann für uns schaffen?

So mögen diese Gedanken zu »Inseln des Lichts« als Impuls dienen, dass mehr Menschen anfangen, zu überlegen, was sie selbst zur Gesundheit und Harmonie aller Menschen beitragen möchten. Über konstruktive Vorschläge und Angebote zur aktiven Teilnahme freue ich mich. Am besten sprechen Sie mich bei einem der Seminare darauf an oder schreiben Sie mir.

In München habe ich einen kleinen Anfang gewagt und die erste »Lichtinsel« ins Leben gerufen, sie wurde inzwischen sogar beim Patentamt offiziell registriert. Die »Lichtinsel« steht für geistige Heilweisen, in denen sich das Heilwissen der Kahunas von Hawaii mit Farb-, Klang- und Edelsteintherapie, Bach-Blüten-Therapie sowie spiritueller Psychotherapie verbindet. Diese erste Lichtinsel betrachte ich als Zentrum, in dem die CHRISTUS-Kraft zur Heilung von Körper, Geist und Seele wirkt.

Anlässlich meines jüngsten persönlichen Besuchs bei Ali'i drückte er seine Freude darüber aus, wie kraftvoll die Essenzen seiner Heimat für uns wirken, und er dankte uns allen für unsere Offenheit: »A lilo ke'ia laan i laan hoola nona« – Mögen diese Mittel zur Heilung eures ganzen Wesens dienen!

Mahalo:
Danke. *Möge die Energie des Lebens immer mit dir sein!*

Anhang

Symptomregister

Wenn mehr als ein Mittel genannt wird, steht das nach der therapeutischen Erfahrung wirksamere an erster Stelle. Allerdings sollten Sie sich selbst auch »intuitiv« leiten lassen.

Ablagerungen im Zellgewebe der Unterhaut	Noni, Olena
Abszesse	Noni, Essiak, Kukui
Abwehrschwäche	Essiak
Abwehrsteigerung	Essiak, Noni, Olena
Ängste	Awa, Koali
Akne	Noni, Essiak, Koali
Allergien	Essiak, Koali
Anämie	Awa, Olena
Appetitlosigkeit	Noni, Olena
Arrhythmien des Herzens	Awa, Noni
Arteriosklerose	Noni, Koali
Arthritis	Noni, Olena
Bettnässen	Awa
Blähsucht, chronische Blähungen	Noni, Essiak, Kukui
Blutbildung (Förderung der)	Olena
Blutergüsse	Essiak, Olena
Cephalgie (Kopfschmerzen)	Awa, Olena
Darmkatarrh	Noni, Kukui
Dermatitis	Noni, Essiak, Koali
Dermatosen	Noni, Essiak, Koali
Diathese, Harnsäure	Noni, Popolo
Durchblutungsstörungen	Awa, Noni, Olena
Durchschlafstörungen	Awa, Koali
Dyspepsie	Essiak, Kukui

Einschlafstörungen	Awa, Essiak
Ekzeme	Noni, Koali
Entzündungen	Essiak
Erkältungen (Vorbeugung vor)	Noni, Popolo
Erregungszustände	Awa, Kukui
Erschöpfung	Awa, Olena
Erwartungsängste (in Bezug auf die Zukunft)	Awa, Koali
Fieber	Essiak
Flechten	Noni, Essiak, Koali
Gelenkrheuma	Noni, Koali
Geschwüre	Noni, Essiak, Kukui
Gewebeverschlackung	Noni, Popolo
Gliederschmerzen	Awa, Kukui
Grippe	Awa, Essiak, Popolo
Haarausfall	Essiak, Noni, Koali
Hämatome	Essiak, Olena
Harndrang	Awa Koali
Hautentzündungen	Noni, Koali
Heiserkeit	Awa, Popolo
Herzbeschwerden, nervöse	Noni
Heuschnupfen (Heufieber)	Essiak, Kukui
Hüftgelenk (Schmerzen)	Noni, Essiak, Koali
Hyperaktivität	Awa, Koali
Immunstimulation	Essiak, Noni, Olena
Incontinentia vesicae	Awa, Olena
Infekte, grippale	Essiak, Noni, Popolo
Insektenstiche	Noni, Awa, Koali
Juckreiz	Noni
Katarrh	Essiak, Popolo, Kukui
Klimakterische Beschwerden	Awa, Noni, Olena
Koliken	Awa, Essiak, Kukui
Konzentrationsmangel	Awa, Popolo

Kopfschmerzen (allgemein)	Awa, Olena
Kräfteverfall	Awa, Olena
Lernschwäche	Awa, Popolo
Lymphstau	Noni, Popolo
Meteorismus	Noni, Essiak, Kukui
Migräne	Awa, Kukui
Muskelschmerzen	Noni, Essiak, Koali
Nackenverspannungen	Noni, Awa, Kukui
Nervenschmerzen	Awa, Essiak
Neurodermitis	Essiak, Noni, Koali
Obstipation	Noni, Kukui
Ödeme	Essiak, Popolo
Orangenhaut	Noni, Popolo
»Pelzige« Hände und Füße	Noni, Essiak
Prellungen	Noni, Koali
Psoriasis	Essiak, Noni, Koali
Regelstörungen	Awa, Noni, Koali
Rekonvaleszenz	Awa, Olena
Rheuma	Essiak, Noni, Koali
Risswunden	Awa, Essiak, Kukui
Schilddrüsen-Funktionsstörungen	Awa, Noni, Olena
Schulmüdigkeit	Awa, Popolo
Schweregefühl in den Beinen	Noni, Awa, Kukui
Schwindel	Awa, Noni, Koali
Sehschwäche	Awa, Essiak
Sinusitis	Kukui
Spannungen, seelische	Awa, Olena
Stimmungsschwankungen	Awa, Essiak, Kukui
Stoffwechselverbesserung	Noni, Olena
Taubheitsgefühle	Noni, Essiak
Tinnitus	Awa, Olena
Traumata	Awa, Koali

Übelkeit	Awa, Noni, Kukui
Überforderung	Awa, Kukui
Überreizung	Awa, Kukui
Unruhe, psychische	Awa, Noni, Kukui
Venöse Stauungen	Noni
Verdauungsschwäche	Noni, Essiak
Verhalten, unstetes	Awa, Koali
Verrenkungen	Noni, Koali
Verstauchungen	Awa
Völlegefühl	Essiak, Noni
Wachstum, zu schnelles	Awa, Olena
Wechseljahrbeschwerden	Noni, Awa, Olena
Wetterfühligkeit	Awa
Wunden	Awa
Zellulitis	Noni, Popolo
Zerrungen	Noni, Essiak, Koali
Zirkulationsstörungen	Essiak, Noni.

Glossar hawaiischer Begriffe

Aka	klebrig
Aka-Schnur	feinstoffliche Verbindungsschnur
Aka-Körper	Schattenkörper
Aloha	Mitgehen, Mit-Sein, »Guten Tag«
Awa	heilige Wurzel
Essiak	heilige Pflanzenblätter
Ha	Atem, Inspiration, Lebensenergie
Hana	Arbeit, Aktivität
Hawaii	»kleiner Platz zur Bewahrung des Wissens um den Atem des Lebens«

Heiau	Kraftplatz des Kahuna, von dem aus er wirkt
Ho' omana	alter Name für die Weisheit der Bewohner Hawaiis
Ho' okipa	Gastlichkeit
Ho' oponopono	Harmonie schaffen
Hula hula	heiliges Gebet
Huna	neuer Begriff für Ureinwohner Hawaiis, vom Ethnologen MAX FREEDOM LONG geprägt
Kahuna	Meister der alten Geheimnisse (nicht nur Heiler)
Kahuna lapa'au	Meister des Heilwissens, Arzt und Priester; zugleich jener, der mit Kräutern und Energie heilt
Kala	Reinigung
Kaula	Zustand der Wunschlosigkeit
Kane	höheres Selbst
Koali	verschiedene Teile einer heiligen Pflanze
Ku	unteres Selbst
Kukui	frische Triebe einer heiligen Pflanze
Kupuna	Respekt für die Älteren
Lokahi	in Harmonie und Einheit handeln
Lono	mittleres Selbst
Mahalo	»Möge die Lebensenergie mit dir sein«, »Danke«
Malama	Licht und Wahrheit
Mana	vitale Kraft, Lebensenergie, universelle Kraft
Mana loa	dasselbe, vom Kane verstärkt
Mana mana	dasselbe, vom Lono verstärkt
Mana 'o	Geist der Wahrheit
Milu	vollkommene Vergebung

Non	heilige Frucht
Ohana	die Wichtigkeit des Familienzusammenhalts
Olena	heilige Wurzel
Pico pico	Segnung
Pono	Harmonie
Popolo	heilige Beeren

Literaturhinweise

HOFFMANN, ENID: Huna. Freiburg 1992.

KING, SERGE KAHL: Der Stadt-Schamane. Freiburg 1992.

KROTOSCHIN, HENRY: Huna-Praxis. Freiburg 1992.

LONG, MAX FREEDOM: Geheimes Wissen hinter Wundern. Freiburg 1982.

LONG, MAX FREEDOM: Kahuna-Magie. Die Lösung vieler Lebensprobleme durch praktisch angewandte Magie. Freiburg 1982.

ROHR, WULFING VON: ES steht geschrieben. Ist unser Leben Schicksal oder Zufall? Genf/München 1994.

SAINT GERMAIN: 33 Reden. Reden über »Ich bin« des aufgestiegenen Meisters Saint Germain. Höhr-Grenzhausen 1989.

SPALDING, BAIRD: Leben und Lehren der Meister im Fernen Osten. München 1977.

WIEGEL, SUZAN H.: Die Botschaft der Kahunas. München 2002

WIEGEL, SUZAN H.: Der Ladakh-Instinkt. München 2003

Bezugsquellen

Die Autorin, Suzan H. Wiegel, hält zum Buchthema Vorträge und gibt Seminare für Laien und Behandler/innen in kleinen Gruppen im In- und Ausland. Sie steht ebenfalls für Einzelsitzungen/ Coachings nach vorheriger Vereinbarung zur Verfügung. Für alle weiteren Informationen zum Buchthema und für Bestellungen der Ladakh-Essenzen, der Ladakh-Energie-Karten und Ladakh-Energie-Poster wenden Sie sich bitte an:

Lichtinsel Deutschland
Marion von Beyer
Egersdorfer Straße 58E
90556 Cadolzburg
Tel.: 0 91 03/71 93 97
e-mail:
marionvonbeyer@gmx.de

Lichtinsel Schweiz
Monica Haefeli
Torackerstraße 5
CH-9100 Herisau
Tel.: +41(0)71/3516077/422 26 10
Fax: 055/422 26 10
e-mail: monica.hawaii@mydiax.ch

Lichtinseln Österreich
Stadtapotheke Trofaiach
Mag. Pharm.
Michael Horner
Langefelder Str. 12
A-8793 Trofaiach
Tel.: +43(0)38 47/40 42
Fax: 0 38 47/ 40 42 16
e-mail: stadtapotheke.trofaiach@leox.net

Mariahilf-Apotheke
Apothekerin Heike Klocker KG
Hauptplatz 2a
A-8793 Trofaiach
Tel.: 0 38 47/22 47
Fax: 0 38 47/ 22 47 4
e-mail:apotheke@mariahilf.co.at
www.apomariahilf.at

Dr. Orina P. Zizenbacher
Mackgasse 6
A-1230 Wien
Tel.: 01/4 03 73 81
Fax: 01/4 03 73 81
e-mail: zizenbacher@naturheilzentrum.at
www.zizenbacher.at

Oder besuchen Sie die Lichtinsel® im Internet unter:
www.lichtinsel-europa.de

Für Harmoniemittel

Die im Text erwähnten Heilmittel Awa, Noni und Essiak sind in Tropfflaschen zu je 20 ml erhältlich. Es handelt sich dabei um wässrig-alkoholische Auszüge von den hawaiischen Original-Heilwurzeln, -blättern und -früchten. Man benutzt sie als Vorratsflaschen, aus denen man jeweils einen Tropfen der Essenz in ein Glas mit etwa 200 bis 250 ml Wasser zum schluckweisen Trinken über den Tag nimmt (genauere Dosierungen siehe im fünften Kapitel). Vor Gebrauch werden die Fläschchen in der rechten Hand gehalten und siebenmal gegen das Handchakra der linken Hand »aufgeschüttelt«. Ein Fläschchen reicht bei durchschnittlicher Anwendung etwa für vier bis sechs Wochen.

Die Kahuna-Essenzen kosten aktuell € 26.15 pro 20-ml-Fläschchen (incl. Mwst.)
Neu im Sortiment: Kahuna-Massageöl für Lomi Lomi und andere Gelegenheiten: € 20.50 pro 100-ml-Flasche incl. Mwst.

Krohne